福島原発22キロ
高野病院奮戦記

がんばってろね！じむちょー

東京新聞福島特別支局
井上能行

東京新聞

まえがき

東日本大震災は、地震、津波、原発事故の複合災害だ。影響が長期にわたるのは原発事故だが、地震や津波と違って、福島第一原子力発電所ばかりが報じられている。原発事故が起きたとき、住民はどこから、どんな情報を得て、どう行動したのか。その結果はどうだったのか。そういったことは、あまり知られていない。だから「原発事故で死んだ人はいない」といった発言が飛び出す。

原発事故で住民はどう行動したのか。この問いに対する答えは、非常に多様だ。事故直後、原発や役所に勤めている親族や隣近所の人に勧められて、いち早く避難した人がいる。政府の指示で、あわてて着の身着のままで避難した人もいる。長時間の移動と、暖房も不十分な避難所で体調を崩して亡くなった人もいる。

本書で紹介する高野病院は、そのどれにも当てはまらない。高野病院は第一原発から二十二キロ南にある民間病院だ。大地震に耐え、高台にあって津波の被害は免れた。原発事故後も避難せず、重篤な患者の治療を続け、患者の命を守り抜いた。テレビや新聞で「美談」として取り上げられたこともある。

高野病院は広野町で唯一の病院。内科と精神科で、入院患者が計百七人いた。内科は療養病棟で、高齢者ばかり。最高齢は百一歳だ。食事も、睡眠も、震災前に近い状態で入院生活を送ることができた。それを支えたのは、驚くほど多くの人の善意だ。ほとんどが個人的な行動か、本来の業務をはみ出した支援だった。組織として貢献したのは、自衛隊ぐらいだ。

政治家は、役人は、東電は……。そこは本書を読んでいただきたい。ただ「親切な人はすぐに異動になった」という。

震災から三年。そんなことはすべて昔話になっていなければならないが、実はまだ、高野病院は苦闘している。苦闘の大きな理由は、役所の壁、東電の壁だ。避難しない選択は、患者にとっては正しかった。だが、病院経営としては正しい判断だったのか。まだ、結論は出ていない。

筆者も新聞記事を書くため、この病院を取材した。そのとき「美談なんかじゃない」という高野英男院長の言葉が印象に残った。院長の真意は別にして「美談で終わらせる話ではない」というのが執筆の動機だ。

もう一つ、理由がある。主人公の高野己保さんは高野病院の事務長だ。「テストで零点を取るような落ちこぼれだった私は、霞が関の官僚はすごいエリートだと思っていたのに、がっかりさせられることが多い。私の夢を壊さないでほしい」と笑って話す。筑波大教授の斎藤環さんによると、東北人のユーモア感覚は軽い自虐にアイロニーを秘めたものだそうだが、己保さんはまさに、そういうセンスを持っている。

震災の本は、読んで、涙を流して終わりになりがちだ。笑って読んだが、防災に役立つヒントが得られたという本を私は書きたかった。ピッタリの人が見つかったというわけだ。「爆笑高野病院奮戦記」というタイトルを考えて取材に入ったが、厳しい現実を前にして「爆笑」を削った。それでも、読者には大いに笑ってほしい。笑いながら、自分ならどうするかを考えてほしい。

本書の執筆に必要な資料を調べる際、福島病院協会と福島県立図書館とそのスタッフのみなさんには大変、お世話になりました。心からお礼を申しあげます。

なお、職種としての看護師と、いわゆる正看の意味の看護師の二つの場合とも、看護師と表記している。高野病院には男女の看護師がいる。

東京新聞福島特別支局　井上能行

目次

福島原発22キロ　高野病院奮戦記

がんばってるね！　じむちょー

高野病院 区域指定等の変遷

①平成23年4月22日～

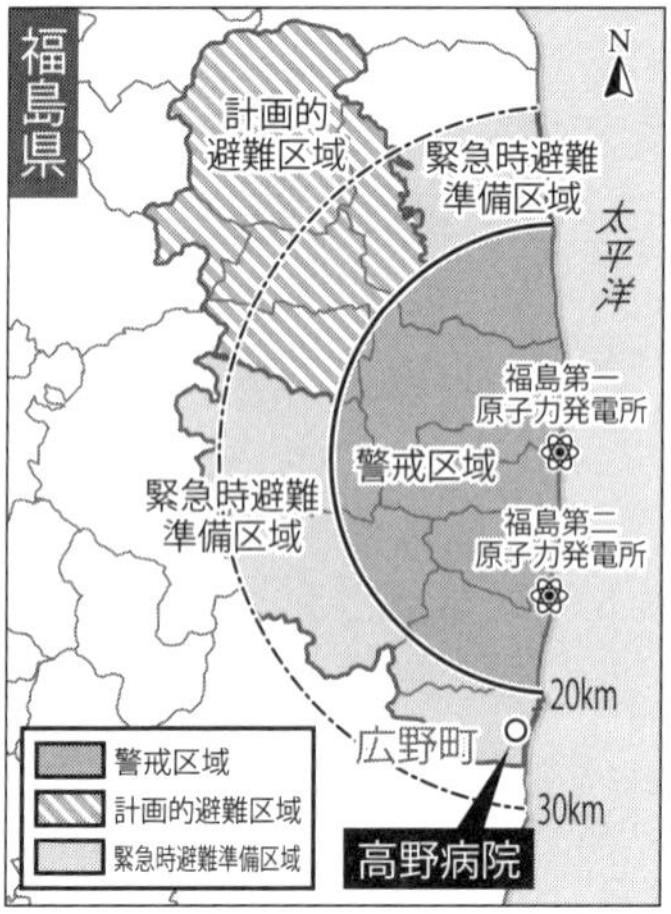

②平成23年9月30日～

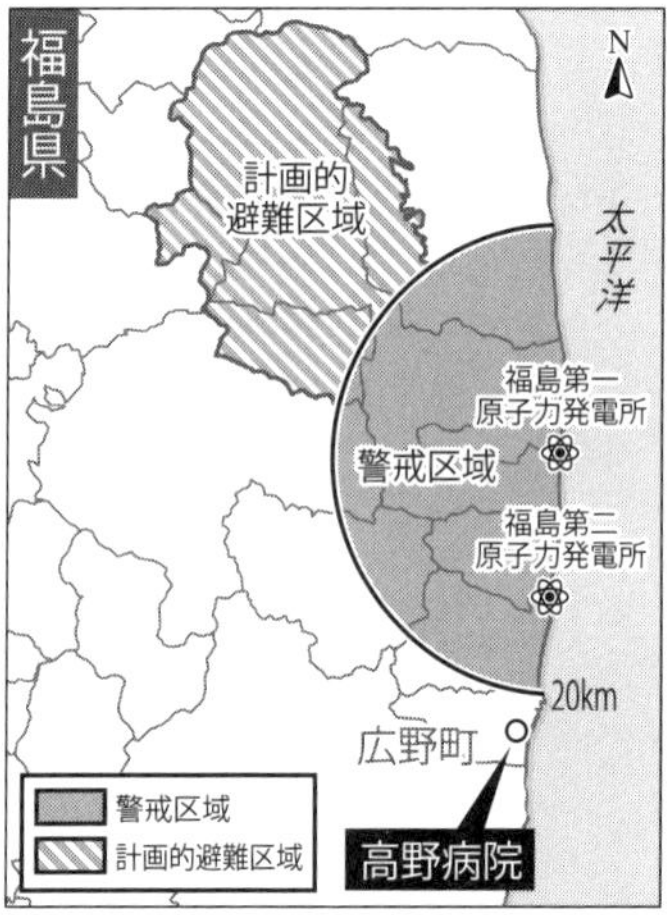

※その後、警戒区域、計画的避難区域が居住制限区域、避難指示解除準備区域、帰還困難地域に再編された。

第一章

逃げない！

3月11日　籠城

二〇一一年三月十一日午後、福島県広野町。海岸に近い丘の上に立つ高野病院の事務長室で、昼食を終えた高野己保《みお》は、インターネットを使って茨城県ひたちなか市の国営ひたち海浜公園の割引券を手に入れた。週末、双子の娘を連れて遊びに行こうと、印刷した割引券を手帳にはさんだ。のんびりした午後だった。

午後二時四十六分。机に向かって仕事をしていた己保は、小刻みな揺れに気付いた。いつもとは違う激しい揺れだと思ったが、いつものようにピッチ（ＰＨＳ）を持って病棟に向かって駆けだした。

病棟といっても、病院は二階建て。ドアを開けっ放しの事務長室から十歩も歩けば病棟の廊下に出る。廊下の左手奥には食堂や厨房《ちゅうぼう》につながるドアがある。いつもは閉じている観音開きのピンクのドアが、バタンバタンと音を立て、開いたり閉まったりしていた。

「これは危ない」と思った。廊下を右に曲がって、左手に並ぶ病室を見る。病室のドアは開けているので、走りながらでも、患者がベッドの上に平静でいるかどうかは分かる。１０４号室から突き当たりの１０９号室まで見たが、異常はなかった。

引き返して、内科の重症患者四人が入っている１００号室のドアを開けた。統括看護師の松本とし子が点滴スタンドを持っていた。四人は、中心静脈栄養法といって、カテーテルを心臓に近い上大静脈に入れて固定している。

見ると、松本は点滴用の輸液が入ったバッグを点滴スタンドから外してベッドの上にバンバン投げていた。大地震の際は輸液バッグを外してベッドの上に置く、といった訓練どころか、話もしたことはない。松本の瞬間的な判断だ。松本は「最初、スタンドを押さえようとしたけど無理なんで、外した」と話した。

高野英男院長に取材した際、このことを聞くと「倒れたら大変だし、揺れで連結管が外れる心配がある。患者の体の上に置いてあれば、量はともかく、点滴液は入っていく。的確な判断だ」とほめていた。

「ここは大丈夫」

己保は残りの病室三室の安全を確認すると、二十二段の階段を駆け上がって二階に向かった。二階には内科八室、精神科十三室の計二十一室の病室がある。全室を見て回った。

走っているとき、吐きそうになり、自分で自分に「軟弱者め！」と気合を入れた。さすがに、階段を下りようとしたときはゼエゼエいって、思うように下りられない。喘息《ぜんそく》が再発したのか、と思った。実は、地震の揺れがまだ続いていたのだ。広野町の震度は6弱だった。手すりにつかまって階段を下りた。

地震で揺れている最中、意味のある事をした人はほとんどいない。今の己保からは想像しにくいが、中学、高校時代は陸上部のハードルの選手で、東北大会に出たこともある。その運動神経が、普通なら立っているだけでも大変な揺れの中で、走り回ることを可能にしたのだろう。

報告のため、事務長室の向いにある医師控え室に入った。

医師控え室といっても、玄関近くの事務室とナースステーションの間のスペースで、仕切りがない。会議でも使う大きなテーブルが院長の机だ。院長が座ったいすは、地震の揺れで壁際まで動いていた。しかし、右手はまだ机の上で、書類に何かを書こうとしている格好のままだった。己保は院長の次女。大地震でも、いつもと同じようにしている父親の姿にあきれるやら、おかしいやらだったという。

どっしり構えた父と、走り回る娘。この対照的なキャラクターの二人がいたからこそ、福島第一原発から三十キロ圏内で唯一、避難しないと決断し、重症患者三十七人の命を守り続けることに成功した。

その後、職員が手分けして病院の建物や周辺を調べた。ボイラーはピーピーと警告音を発した。エレベーターは止まった。だが、異常はなかった。電気、ガス、水道も使えた。被害はナースステーションにあったガラス戸の棚が倒れて、ガラスが割れた程度だった。

大きな揺れに動揺している患者もいたが、ほとんどの人は、揺れが収まると、これで一段落と思ったという。己保は職員と「停電にならなければいいね」と話したことを覚えている。

外来は午前中で終わっていた。待合室のテレビを誰かがつけた。「いわき市の病院でガス漏れ」とテレビが伝えた。己保が「うちも給食室のガスタンクを見てこなきゃ」と話していると、画面は津波のニュースになった。

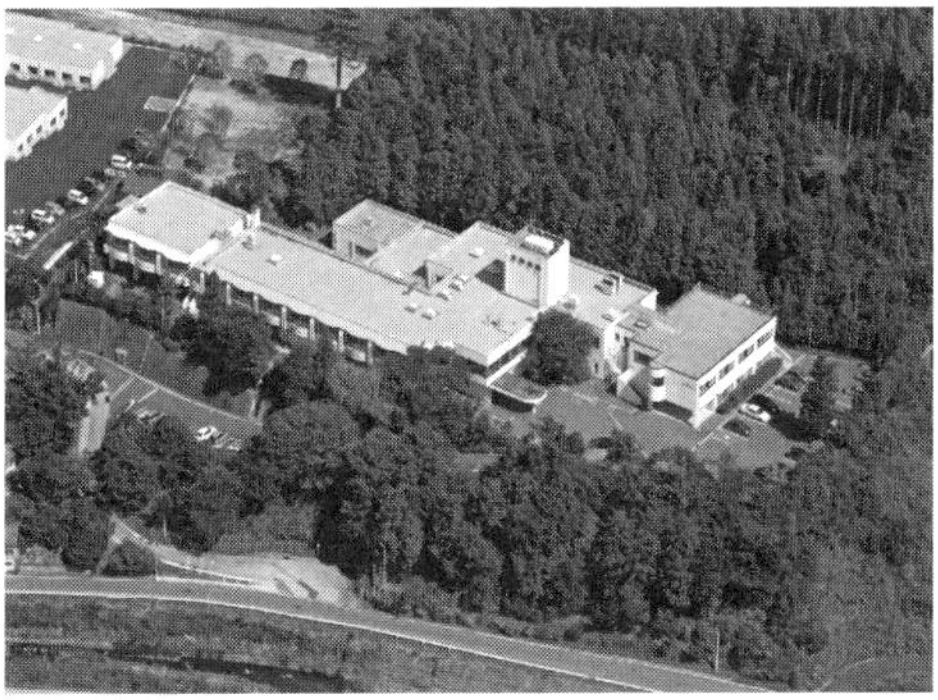
高野病院。北迫川、町道が見える

「キャー」

突然、大きな声が外でした。何事かと職員が一斉に外に出た。

病院は丘の上にあり、標高は二十五メートル。その下を流れる、北迫川《きたばがわ》の川沿いに町道が海まで続く。病院までは、くの字に曲がった私道を上らなければならない。その私道を少し降りていくと、津波が北迫川を遡上《そじょう》していくのが見えた。いや、川だけでない。ずっと向こうまで灰色の水が続いていた。

誰もが呆然《ぼうぜん》と見ていた。車が流されていった。人が乗っているのかどうかは分からなかった。後で、人は乗っていなかったと聞いた。住宅の屋根らしいものがゆっくりと川上へ流れていった。テトラポットがゴロゴロと大きな音をたてながら、いくつも転がっていった。

ガスの臭いがした。テレビニュースを思い出し、已保は「うちもガス漏れか」と心配した。職員がすぐに調べに走ったが、どこにも異常はない。誰かが津波で流れてくるものの中にガスボンベがあるのに気付いた。ガスボンベはシューシューとガスを噴き出していた。よく見るとボンベは一つや二つではなかった。

初めて見る光景に驚いていたが、津波が病院まで来るという恐怖感はなかった。同じころ、高さ十三メートルの津波が二十二キロ北にある福島第一原発を襲っていることなど、知るよしもなかった。

已保は何人もの介護士が津波を見ているのに気づいた。

「患者さんのそばにいないとダメでしょ。あなたたちの顔を見て安心するんだから、早く戻りなさい」

ちょっと強く言った。已保自身も、自分の言葉に従うように病院に戻った。

病院に戻ると、照明がポンと消えた。停電だ。すぐに自家発電機が「ゴォーッ」と動きだした。非常用電源はディーゼル発電機で、喀痰《かくたん》吸引のような命に関わる医療器具やナースステーション、薬局などの電源を賄うぐらいしか発電能力はない。待合室のテレビは消え、病院内は暗くなった。

それでも、誰もが「明日になれば回復するだろう」ぐらいにしか思っていなかった。

町役場から「十メートルの津波が来る」という警報の知らせが届いた。病院は大丈夫だが、駐車場の車を移動させなければならない。駐車場は玄関近くと、私道の途中の二ヵ所にある。下の駐車場の車を上の駐車場に移動させた。このとき、いつも使っている町道は水没し、町の中心部や国道6号に出られないことに気付いた。

付近の様子を見に出ていた営繕担当兼運転手の菅野明が「海岸線沿いに走っている道路は、丸太でふさがれているが、チェーンソーで切れば、通れる」と報告した。早速、菅野ら二人に行ってもらった。己保は心配になって、病院の敷地から斜面を少し下った場所で、作業療法士の矢内直人と一緒に二人の様子を見守っていた。

そのとき、次の津波が襲ってきた。矢内は大きな声で「菅野さん、逃げて、逃げて」と叫んだ。そして、立ち尽くしている己保の手を取ると「己保さん、早く」と引っ張った。引きずられるようにして丘を登った己保は、菅野の車がどうなったか見ていない。

病院に戻ってきた菅野たちを見たときは、ほっとした。菅野は「バックで全速力でずっと運転して逃げてきた」と言った。間一髪だった。己保はこのときの話になると必ず「私の運転だったら、途中で側溝に落ちて、とても逃げられなかった」と付け加える。

津波の第二波で、脱出用と考えていた道路に屋根が打ち上げられた。車で外部と行き来する道はなくなった。院長は「病院で籠城するしかない」と考えた。

午後五時すぎ、夜勤の看護師四人が出勤してきた。女性二人は広野町より北にある富岡町、男性二人は南のいわき市からだ。

四人は車で近くまで来たが、広野町の公民館に向かうように誘導された。公民館にいる人たちからは「行くのは止めろ」と言われたが、それを振り切って歩いてきたという。まだ道路などに津波の水が残っていたので、服も靴もビチョビチョになっていた。

「来るとは思っていなかった。来られるような状態じゃないから。『よく来たねぇ』と言うと、『夜勤ですから』と」。己保はその使命感に感動した。四人の話から、病院の外の様子が少しわかってきた。

ロビーなどに職員が集まって、ガヤガヤと話していた。その中に己保が入っていくと、誰かが「事務長が話をするよ」と言った。みんなが己保を見た。

「明るいうちに、歩いて帰れる人は帰ってください。家の人と連絡が取れたら、車で迎えに来てもらうようにしてください」

職員は地元の広野町のほか、近隣の市町から来ていた。女性が多く、子供のいる人もいた。すでに携帯電話は通じにくくなっていた。

停電でテレビが映らなくなったうえ、病院にはラジオがなかった。探してみると、患者の中にラジオを持っている人がいた。それを借りて、ロビーに置いた。

ラジオからは「誰々さんは無事です」という安否情報が流れていた。広野町はどうなっているのか、福島県はどうなっているのか。知りたいことは山ほどあったが、知りたい情報は手に入らなかった。じっと聞いている余裕はないので、外部の状況はよく分からないままだった。

病院ではいつものように夕食が出た。地震の前に仕込みが終わっていたので、温かい食事が作れたのだ。いつもは六時に配膳し、六時四十五分ごろまでに下膳するようにしている。食事の介助は主に介護部がやるが、難しい患者は看護師がする。停電なので、暗くなる前に食事を終わらせなければならない。看護師と介護士が手分けして世話をした。

食事の介助は意外に難しい。患者がのどに詰まらせると怖いので、一回一回「ゴックン」したのを見て、次を口に入れる。それでも気管に入って誤嚥《ごえん》性肺炎になることがある。食事の時間は、患者によっても、介助する人の習熟度によっても違うが、普段でも三十分ぐらいかかる人もいる。入院患者は内科六十三人、精神科四十四人の計百七人。六人が外泊していたので、病院には百一人いた。内科は高齢者なので介助が必要だ。精神科は介助が必要なのは二十人ぐらいだった。

調理スタッフは委託会社の社員だが、地元の人たちだった。籠城に備えて、夜食用にとおにぎりを作った。この日は暗くなった厨房を中庭に駐車した車のヘッドライトで照らした。しかし、その後は車のガソリンが貴重になったので、小型発電機を使って道路工事現場で使う照明を灯すようにした。

午後七時三分、政府が原子力緊急事態宣言を発令した。九時二十三分には、福島第一原発から半径三キロ以内の住民に避難指示を出した。

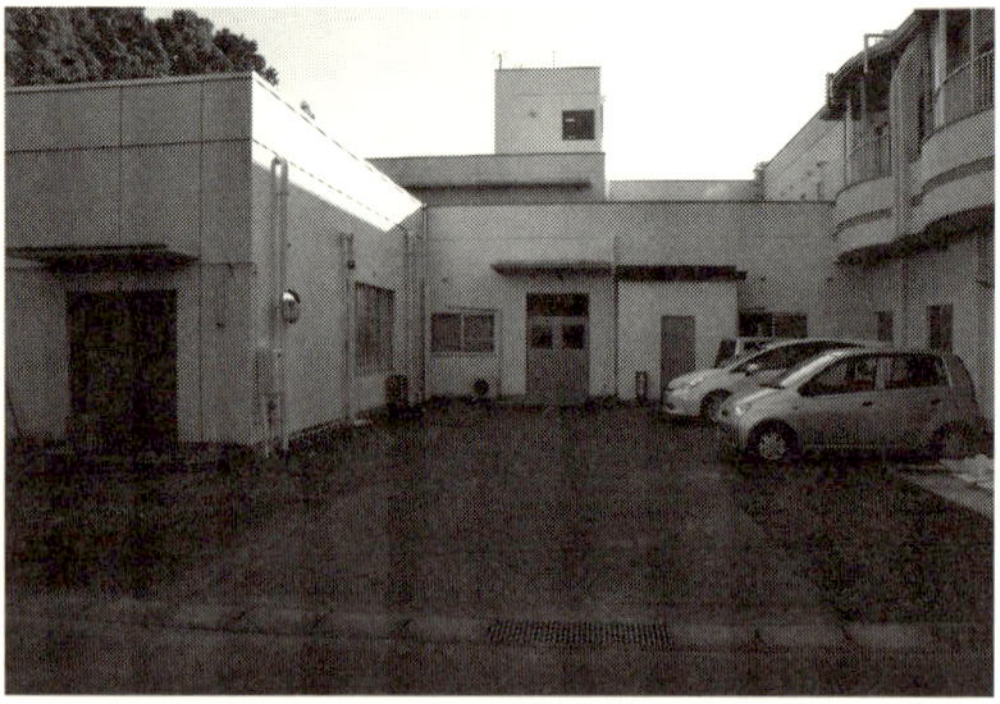

11日は暗くなると、車のヘッドライトで厨房（左）を照らして仕事をした

ラジオのニュースをしっかり聞いていれば、原発に破局が迫っていると思ったかもしれない。しかし、この日、事務室は次長と主任が休みを取っていて、事務職員も少なかった。看護師や介護士は患者の世話をするのに忙しく、ラジオを聞く余裕などなかった。

病院内の要所要所にランタン式のＬＥＤ照明を置いたり、つり下げたりした。石油ストーブも置かれた。

夜になって菅野が「ガソリンスタンドが開いているようだから灯油を買ってくる」と言い、スタッフを誘って二人で台車にポリ容器をいくつも載せて出掛けた。私道を下って、川沿いの町道を歩き、さらに国道まで歩かなければならない。津波で水没していた町道から水は引いていたが、まだ、がれきが散乱していた。心配になった己保はＬＥＤランタンを手に玄関を出て、真っ暗な私道を少し下った所で二人の帰りを待った。ＬＥＤ独特の白い光が病院への道標となった。

院長はいったん、敷地内にあるログハウスの住居に帰った後、夜、再び病院に戻った。非常勤医師として東京の杏林大学から来ていた鈴木裕は外科が専門で、ずっと震災による急患に備えていた。だが、陸の孤島となった病院を訪れる人はなかった。

暖房は石油ストーブだけだったが、布団は十分にあった。病院に残った看護職員はナースステーションで毛布をかぶったり、待合の椅子に寝転んだりした。事務職員は事務室で夜を明かした。鈴木も宿直室でやすんだ。

己保は結局、いわき市の自宅にいる母朝子と小学一年の双子の娘とは連絡が取れないままだった。日ごろから朝子が娘たちの面倒をみてくれていた。事務長室の床にレジャーシートを敷き、上着を体にかけて横になった。夜が明ければ大丈夫だろう、と信じて。

広野町は浜通りと呼ばれる、福島県の太平洋岸にある。ミカン栽培の北限とされるほど、温暖な地だ。人口約五千二百人の比較的小さな町で、震災による死者は三人、住宅の被害は三十棟だった。

厚生労働省は地震発生から二十分足らずで全国のＤＭＡＴ（災害派遣医療チーム）に待機指示を発令、出動準備に入っていた。午後四時五分には福島県立医大を集合場所として福島県への派遣が指示された。それは、地震・津波の被災者を想定していた。

一方、第一原発のある大熊町には、十一日夜から続々とバスが集まっていた。政府の要請で隣県のバス会社から六、七十台も来ていたという。

3月12日　買い出し

十二日朝、明るくなるとすぐに、高野病院のスタッフたちは病院の裏手に土囊《どのう》を積んだ。裏手には完成目前の浜街道と呼ばれる道路があった。浜街道は名前の通り海岸近くを通る道で、今回の震災では大きな被害に遭った。計画では、海岸から丘を上がって高野病院の裏側を通る。当時はまだ未舗装だったが、通行は可能だった。駐車場とその横を通る浜街道は一メートル近い段差があった。それを土囊で埋めたのだ。

車一台がやっと通れる幅だったが、半日ぶりに車を使えるようになった。その後、自衛隊が病院に物資を運ぶのにもこの道を使った。偶然だが、表と裏の二つのアクセス道路があったことが幸いした。

原発の状況はさらに悪化していた。午前五時四十四分、避難指示区域が三キロから十キロに拡大された。七時四十五分には、福島第二原発にも原子力緊急事態宣言が出て、第二原発から三キロ以内の住民は避難、十キロ以内は屋内退避を指示された。

高野病院は第二原発から約十キロ南だが、屋内退避エリアの少し外側だった。午前中には、病院にも「原発がまずいらしい」という話が伝わってきた。

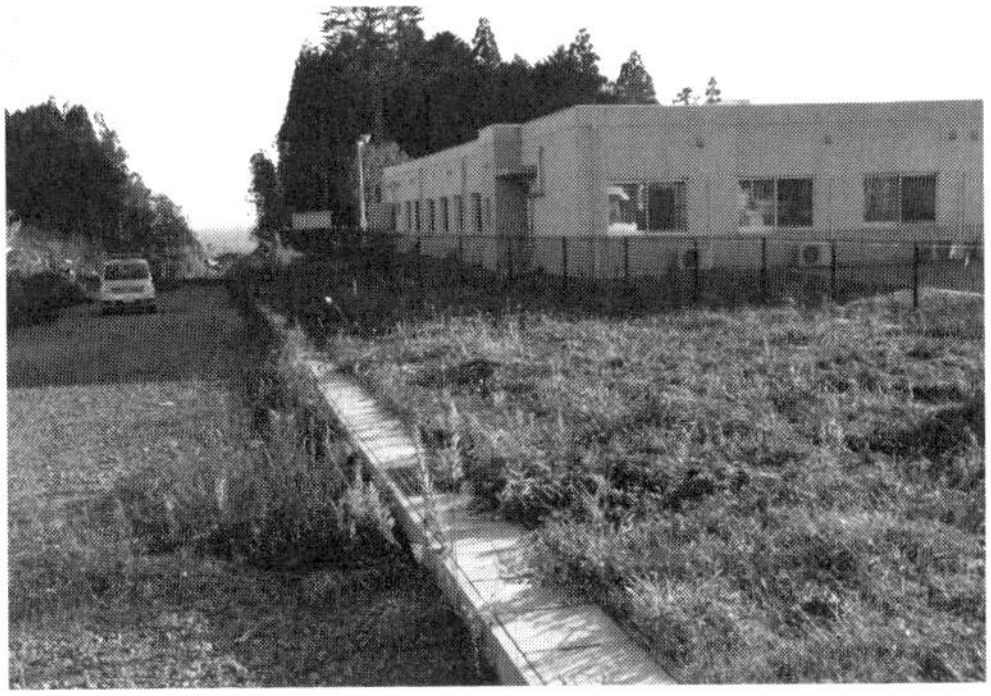

花ぶさ苑の横を通る浜街道。工事が進んで、段差は小さくなった

だが、己保には物資の調達の方が重要だった。温かいみそ汁付きの朝食は出せたが、食材はすぐに底をつく心配があった。飲料水や食料がなければ、入院患者がもたない。車で、楢葉町にあるスーパー「マミーズ」に行った。屋内退避区域になり、店に人はいなかった。このスーパーは病院の納入業者だ。開いていたドアから入ると「高野病院」と書いてある段ボール箱があった。これが納入予定のものだろうと、車に積み込んだ。

病院に戻った後、今度は菅野と女性事務職員と三人で、いわき市のスーパー「マルト」まで買い出しに行くことにした。

震災直後の買い出しだ。現金しか通用しない。己保はすぐに病院の中にあるお金を調べた。院長にも「いくら持っていますか」と聞いた。普段は五十万円ぐらいになれば、銀行に持っていっていたが、たまたま事務室に百万円ぐらいあった。当分、心配ないことが分かった。

福島県の沿岸部は津波で大きな被害に遭ったが、十二日には、広野町からいわき市まで車で行くことができた。だが、着いてがっかりした。スーパーなど三軒を回ったが、飲料水はなかった。冷凍食品も、ご飯系の食品もなかった。仕方がないので、スポーツドリンクを一箱と、ありとあらゆる缶詰を買った。缶詰は魚もあずきも残っていた。

片っ端からカートに載せていく己保を見て、見知らぬ中年男性が「ねえちゃん、なんか、泥棒みたいだな」と声をかけた。必死だった己保は「うるさい」と思っただけで何も言わなかった。今は「おばちゃんじゃなくて、ねえちゃんだから許せるかな」と、ギャグのネタに使っている。

いわき市内に入ると、携帯電話が通じた。子どもが同じクラスの母親から「怖いね。みんな大丈夫?……お互いファイトで頑張りましょう!」とメールが入っていた。車の中から自宅に電話し、母と娘の無事を確認した。自宅には寄らずに病院へ戻った。

帰り道は、津波が心配だったので、山沿いの県道35号を通った。地元で山麓線と呼ばれる寂しい道だ。午後二時か三時ごろだった。病院に向かって北へ走ると、対向車線は車の長い列ができ、渋滞していた。菅野が顔見知りを見つけ、声をかけた。「原発が危ないから避難しろ、と言われた」。そんな返事が返ってきた。

車の中で己保は「事務長、大変です。すぐ連絡をください」というメールを受け取った。メールは一通ではなく、何通も来た。

病院に戻ると、水が出なくなっていた。建物の裏手に四十トン入る貯水槽があり、そこからポンプで屋上のタンクに水を揚げ、病院内に給水する仕組みだ。停電でポンプが動かず、屋上のタンクが空になっていたのだ。早速、バケツリレーで貯水槽の水を風呂場まで運んで、トイレ用に使った。この後、地元の消防団がホースをつないでタンクに水を入れてくれた。

奮闘する病院をあざ笑うかのように、午後三時三十六分、福島第一原発の1号機で爆発が起きた。東電社員ら四人が負傷した。ラジオのニュースで知った。

爆発から三時間半後、政府が第一原発から半径二十キロ圏内からの避難を指示した。この二十キロ圏内には約二千人の入院患者、介護福祉施設入所者がいたとされる。広野町は原発から二十―三十キロで、このときは政府から何も指示はなかった。

原発が爆発したことから、院長は不安な顔をしているスタッフを集めて説明した。

「ここら辺の風は南風だから、放射性物質は原発から北へ飛んでいく。病院の建物はコンクリートだから放射線を防ぐ。病院にいれば大丈夫だ」

十一日は津波のせいだったが、十二日からは原発事故による籠城が始まった。夕方、玄関にパトカーが止まった。警察官は電話番号を書いたメモを持ってきた。院長に代わって己保が電話すると福島県災害対策本部の職員が出た。入院患者数などの病院の状況を説明した。職員から「避難しますか?」ときかれたが、己保は「私たちは避難しません」と答えた。

広野町は十二日、町民に対して自主避難勧告を出し、十三日には避難指示を出した。役場機能も十五日、隣町の小野町に移し、四月からはいわき市常磐上湯長谷町に再移転した。国は四月二十二日に屋内退避を緊急時避難準備区域に切り替え、九月には緊急時避難準備区域も解除した。だが、町役場が町内に戻ったのは翌二〇一二年三月一日で、町独自の避難指示を解除したのは三月三十一日だった。高野病院は町民のいない町に残ることになった。

院長は、看護師も介護士も残っているので、水と食料があれば当分籠城できると考えていた。高野病院では、十五日昼ごろまで給食のスタッフが仕事を続けた。「避難せず」という方針を続けられた理由の一つがスタッフの心意気だった。

どこの病院も、給食や清掃は外部に委託している。今回の原発事故では、委託先が放射能の影響を恐れて派遣を止めるケースが多かった。給食のスタッフが確保できないために退避を決めた病院もあるという。

夜、自衛隊が来た。己保はこの時の用件を覚えていない。その後、高野病院を支えてくれる白馬の騎士になるとは想像もしていなかった。

午後八時すぎ、知り合いの病院事務長にメールを送った。海岸に近く、津波の被害が心配される病院だった。まだ、原発事故の恐ろしさに気付いていないことがわかる文面だ。


ご無事ですか？

こちらは津波で道路がふさがれ、陸の孤島でした。病院の下の家は、全部流されました。

今買い出しに出てきたところです。今晩も泊まりです。毎晩床で寝てるよ～。

原発のメルトダウンが始まりましたが、最後まできっちり、病院守ります。

電話もメールも不通です。届くといいな。

余震がこわいですね。津波がまた来るようです。

どうかみなさんご無事でいらっしゃいますように。

3月13日　娘

己保は十三日、マイカーのエスティマを運転して、一人でいわき市に買い出しに出た。前日、海沿いの国道6号を通る途中、道路の両側には津波で壊れた車が二台、三台と積み重なっているのを見た。その風景も怖かったし、余震が続き、津波の心配も残っていた。菅野から山麓線の方がいいと言われ、日ごろは使わない山麓線に向かった。

あわてていたのか道を間違えて、車の幅ぐらいしかない道路に入り込み、前に進めなくなった。バックで下がるのも自信がなく、立ち往生した。「何でこんなところに、と思いながら、前に進んでしまった。気持ちが動揺してたんでしょうね」と言う。

やっとのことで、前日のスーパーと違う店に行くと、バナナやタマネギがたくさんあった。喜んで買おうとすると「一人一箱だよ」と言われた。「うちは病院で、患者が百人もいる」と言ってもダメだった。

素直に従うわけにはいかない。一箱抱えてレジに並び、買い終わるとエスティマにポイと放り込む。店に戻ると一箱持って、別のレジに並ぶ。そうやってエスティマに積めるだけ積んだ。

自宅近くの個人商店が「うちにあるものは全部、持って行ってもいいよ」と言ってくれた。ここで歯ブラシなど日用品を買い込んだ。

このとき、自宅に寄った。水道は出なかったが、停電はしていなかった。母朝子が娘の面倒を見てくれていた。心配なさそうだった。着替えを取ると、ひざをついて娘たちをギュッと抱きしめて「ちゃま（朝子）の言うことをよく聞くんだよ」と言って別れた。これが最後になるかもしれない。そんな気持ちもあったが、十五分もいなかった。

娘たちに、大事にしているピンクの豚の縫いぐるみ（パペット）を渡した。

結婚前、いわき市のトイザらスで買った。別の買い物で行ったとき、なぜか縫いぐるみと目が合った。展示中に少し傷んでいたが、すごくひかれた。「縫いぐるみに何かあると、私の身に同じことが起きる。たとえば、縫いぐるみの足に物を落とすと、私の足にも物が落ちる、といった具合」と大事にしている理由を話す。姉が付けた己保の愛称が「めぽちん」。縫いぐるみは分身だと思い、「めぼぢん」と名付けた。

悪いことが起きないように、いつもは専用のいすの上に置いていた。それを娘たちに「これがママだと思って」と渡した。娘たちは身近に置き、寝るときは一人がベッドに持って行った。最後の別れをしたからと、その後、半月以上も娘と会うことはなかった。

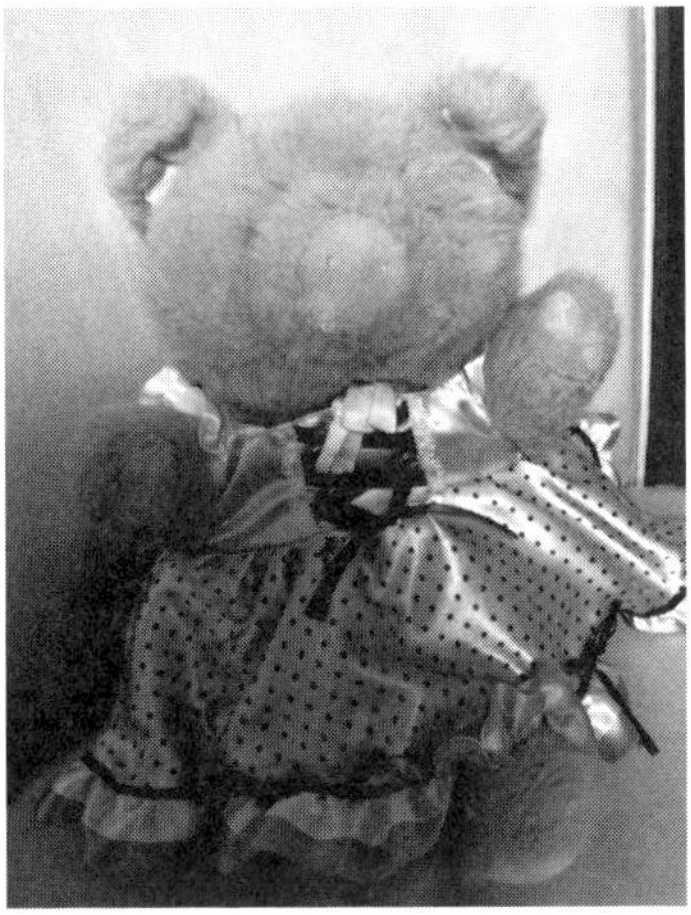
母代わりとなって娘たちを励ましためぼぢん

この日は、山麓線の行きも帰りも警察官に呼び止められた。病院に戻るとき、行き先を聞く警察官に「病院に帰る」と返事をすると「ここから先は自己責任です」と言われた。むっとしたが「わかりました。とにかく私は帰らなければならないんです」と言い残して車を走らせた。

全町避難を決めた町は、高野病院に線量計、発電機、投光器などを貸してくれた。町も避難先に持って行かなければならない器材があり、高野病院が必要としていたものが十分手に入ったわけではない。

院長は早速、町から借りた線量計で病院内外の線量を調べた。スタッフには若い女性もいる。院長は二人の管理栄養士や心配する人、外出先から帰ってきた運転手らの線量を測っては「(高い線量は)出ないね」と言って、安心させていた。

残念ながら、そのときの計測値は残っていない。己保の記憶では、一番高いとき、病室の窓際で毎時0・3マイクロシーベルトぐらいあった。このときは、患者をできるだけ病室の中央に集めた。「でも、あっという間に、0・1ぐらいまで下がりました」と言う。

今から思うと、残しておけばよかったのは計測値だけではない。十一日の震災のとき、一枚も写真を撮っていなかった。カメラはあったが、目の前の仕事に追われ、そんな心の余裕がなかった。

政府が十二日午後七時すぎ、避難指示区域を二十キロ圏に拡大し、広野町も十三日に避難を決めたことは、病院にも大きな影響を与えるようになる。

楢葉町のスーパー「マミーズ」の経営者は翌十四日、「私たちも避難します」とあいさつに訪れ、店の裏口の鍵を渡してくれた。同店は五月二十八日、広野町に仮店舗をオープンさせた。

広野町にあるガソリンスタンド「一光《いっこう》」の店長は、避難に際して、小型タンクローリーの鍵を預けてくれた。

病院車と己保のマイカーはいつも一光で給油していた。スタンドで「車内を拭きますか」と渡してくれるタオルを、病院車と己保の車では、次回の給油まで借りっ放しにしていた。最後に給油したときに渡されたタオルは今もまだ、己保の車に載っている。タオルのピンク色はすっかり色あせたが「片付ける気にならない」と言う。

己保の携帯電話には、娘の小学校の担任の先生から「地震の被害は大丈夫ですか？　おうち、病院、と大変だと思いますが……」と安否を尋ねるメールが届いた。そこには「十四から十六日は休校になります」とお知らせがあった。メールの最後に「全家庭に連絡なのですが、学校からの電話でも、どの家庭にもつながらない状態です。みなさんのアドレスを知っていれば……」とあった。携帯メールが通信手段になっているのは、高野病院だけではなかった。

非常勤医師の鈴木は、震災による急患に備えて、十三日午後まで高野病院に残った。だが、救急患者が搬送されて来ることはなかった。鈴木はタクシーとＪＲを使って東京に戻った。帰り際、困ったことがあったら、と携帯電話のメールアドレスを己保に伝えた。このメールアドレスが高野病院を救うことにな

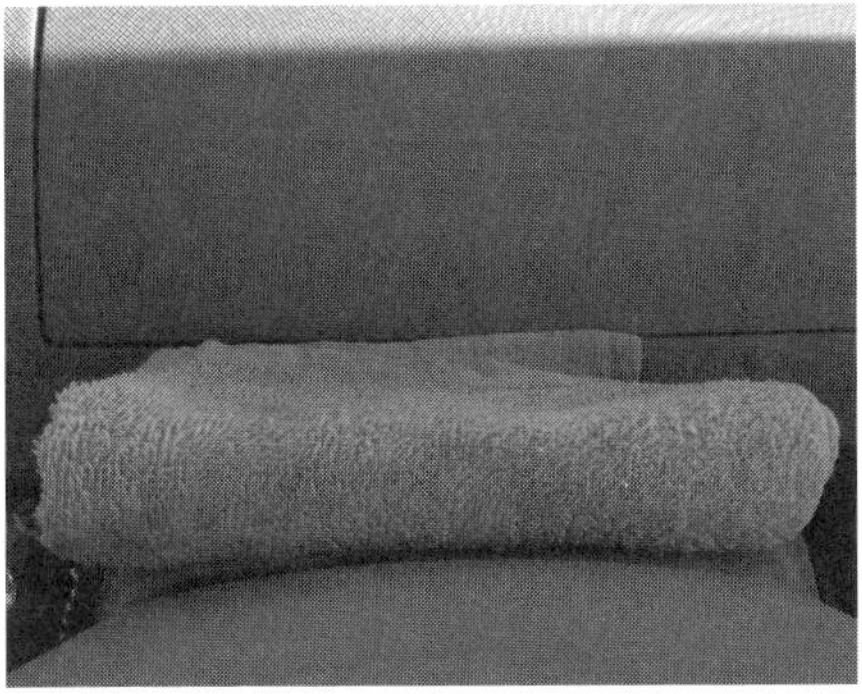

一光のタオル

る。

夜、県の災害対策本部などから再び、避難するかどうかの問い合わせが来た。食料や水などがあり、スタッフもそれなりに残っていた。高野病院では危険を冒して患者を移送する必要はなかった。

一方、厚生労働省は十三日夜から翌十四日朝まで、東京電力が首都圏で実施する計画停電に振り回されていた。

3月14日　電池

十四日午前十一時一分、3号機建屋が水素爆発した。この爆発で、自衛隊員や作業員十一人が負傷した。原発から二十キロ圏の医療施設はすでに閉鎖されていたため、負傷者はオフサイトセンターや第二原発に搬送され、そこで医師の診察を受けた。このうち五人は福島県立医大と千葉県の放射線医学総合研究所（放医研）に転送された。

当時の医療関係者が書いた記録を見ると、負傷者は県内の医療機関から受け入れを拒否され、県立医大と放医研にやっと収容されたという。だが、高野病院には打診はなかった。院長は「うちには救急医療に必要な設備がある。ここに運んで、うちで処置できない患者は県立医大でも、放医研でも送ればよかったのに」と話す。

停電になって、病院内の明かりは懐中電灯が主力になった。非常時に備えて準備していたのは、手回しで充電できるＬＥＤの懐中電灯と普通の懐中電灯、ＬＥＤランタンだった。ランタンは自家発電機で灯した明かりが届かない階段や踊り場、トイレなどにつるして使った。

普通の懐中電灯とランタンは単一乾電池を使う。よく使う単三電池はかなりの数が病院にあったが、単一電池の買い置きはほとんどなかった。「そんなに必要になることを想定していなかった」

電池がなくなると、看護師の一人がこうするとまた使えるんだと、電池を太ももでこすった。確かに懐中電灯がついた。己保は今でも、電池がなくなるとこすってみる。

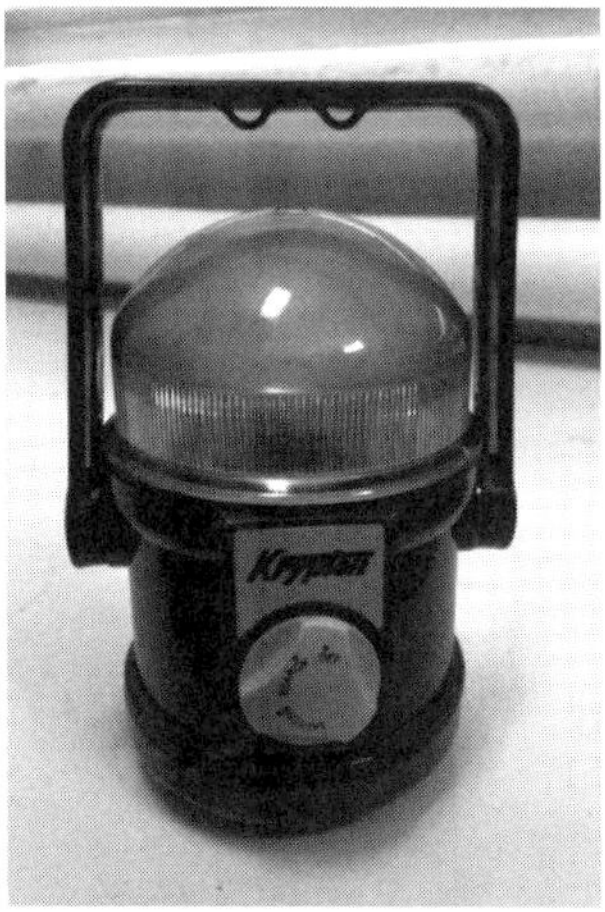
LEDランタン

十四日は電池を求めて、十三日と同じように山麓線を通っていわき市に出掛けた。山麓線では警察官がパトカーの中にいたが、パトカーから出てこなかった。前日のように車を止められることも、注意されることもなかった。帰りにはもう、パトカーもいなくなっていた。「原発が爆発したからなんですかね。大事なときには声をかけないなんて、信用できないですよね」と己保は冗談めかして言う。

いわき市内の店を走り回ったが、もう、電器店やスーパーなどには在庫がなかったり、店を閉めていたり……。最後に縫いぐるみのめぼぢんを買ったトイザらスに向かった。奇跡的に開いていて電池もたくさんあった。買い占めと言われそうなほど買った。レジの人から「さっきは新潟から来たって人が、たくさん買っていった」と聞いた。被災地で電池が足りない、と話題になったころだ。翌日もトイザらスに行くと閉まっていたから「買えたのはとってもラッキーだった」。

夜になって、己保の携帯電話に何通かのメールが届いた。

震災当日、高野病院にいた杏林大の医師鈴木裕から「電池、少しですがお使いください」とメールが来た。鈴木は単一電池を買い集め、いわき市にある四倉病院に行く同僚に託してくれた。気にかけてくれている人がいる、と励まされた。メールを紹介する。


電池、少しですがお使いください。

佐藤先生、正木先生にはお伝えしました。大塚先生には明日にお伝えします。

原発は、依然不安定ですね。

ライフラインはともかく、病院までの交通手段と原発の状況が落ち着きましたらまた、お世話になります。

行政の対応は歯がゆいと思います。明日の予報は雪と、厳しい状況が続きますが、院長先生、高野事務長さんはじめ、職員皆様の無事をお祈りいたしております。

また、連絡します。状況を教えてください。


鈴木は杏林大学で高野病院の苦境を伝えてくれてもいた。

娘の担任からは「今回、ａｕは完全にアウトでしたね。ドコモは福島同士はメールしかダメでしたが、関東とは電話でき……」と携帯各社のつながりにくさが書いてあった。「最悪の状態ですね。南相馬も相馬も、涙が出ました。相馬の教え子の安否が分からず、不安でいっぱいです」「両親は福島に避難しました」と書いた後で「病院は大変ですね。簡単には逃げられないですもんね……。津波を見たんですか⁉　すごい‼　無事で良かったです」「双子ちゃんはきっと、頑張ってくれています。大丈夫です。ママも頑張って下さい」とあった。

夜十時すぎ、同じ浜通りにある病院の事務長三人にメールを送った。三通のメールはほぼ同じ内容なので、もっとも長文のメールを紹介する。

ずっと病院に泊まり込みです。床寝は首がいたいよ～寒いし（泣き顔の絵文字）

明日ソフトバンクのお店がやっていたら、携帯買いに行くつもり。ソフトバンク以外はただの箱の広野地域です。

患者さんの状態を考えると避難は無理なので、出勤できるスタッフと、自宅が避難エリアにあるため、帰宅できない連泊スタッフでどうにか回しています。スタッフには頭が下がります。

行政は逃げました。

ライフラインは完全にストップです。給水、自家発で最低限を行っていますが、いつまでもつかです。懐中電灯で照らしながら、バケツで水を流しながらトイレだよ〜。

いわきの四倉セブンイレブンあたりから以北は別世界だよ。津波を初めて目の前で見ました。トラウマになりそうだよ。

(娘の絵文字)とは着替えを取りに行った15分で、別れを語ってきました〜(大泣きの絵文字)

学校が始まりましたら、よろしくお願いします。完全復旧しないうちは帰れません。(頭を下げる絵文字3つ)

どんなときでも、己保は笑顔で話し、メールやブログはユーモアを交えて書く。いつものようにユーモアを交えたメールだが、恐怖、つらさ、悲しさ、そして怒りが伝わってくる。

十一日からずっと、事務長室に寝ていた。冷たい床の上に厚手のレジャーシートを敷いただけ。ジャケットを布団代わりに掛けていた。広野町は「福島県の湘南」と言われることもあるが、さすがにこの時季は寒い。非常時に備えドアを開け放しにしたのでよけいに厳しかった。町役場から借りた石油ストーブをあちこちに置いて、患者やスタッフに暖を取ってもらっていたが、布団がいちばんの暖房だった。病院にはリネン類のストックはあったが、補給のめどが立っていなかったので己保は遠慮したという。

「暗闇の中で、石油ストーブの火を見ていると、穏やかな気分になった」と当時のことを話す。

これは数日後に支援物資の毛布が届くまで続いた。十九日、精神科の患者が移送された後、看護師が空いたベッドからベッドマットを外して持ってきてくれ、毛布も一枚、増えた。それで「やっと暖かく眠れるようになった」という。

院長は毎晩八時ごろになると、ランタンを持って病院に戻ってきた。院長は声が小さく、決して能弁ではない。ポッポッと昔話をして、みんなを笑わせた。「意識してやったわけではないが、まあ、スタッフの様子は気にして見ていました。不安な人もいたが、残った人にはそれほど不安が強い人はいなかった」と院長は言う。医療関係の話はしなかった。いつもは寝ている時間だが、スタッフがいるあいだは付き合っていた。

周りを囲んで話を聞いた理学療法士は「こんなことがなければ、院長とこんなに話すこともなかった。よかったなぁ」と懐かしむ。スタッフの間では「統計と女の涙はあてにならない」という院長の言葉が「名言」として残っている。

十四日になってもまだ、二十キロ圏内にある西病院と双葉病院の患者搬送は終わっていなかった。二十キロ圏内に取り残されていた患者が全員、避難を終えたのは十六日未明。最後は自衛隊の力を借りて終わった。

3月15日　また爆発

十五日午前六時過ぎ、2号機で爆発音がした。原子炉格納容器の損傷が疑われている。直後、4号機で水素爆発が起きた。政府は午前十一時に半径二十―三十キロ圏内の住民約十四万人に対して屋内退避の指示を出した。

この日はそれまでと天候が変わった。午前中、いわき市の空間放射線量が急上昇し、すぐ下がった。その後、放射性物質のプルームが原発から北北西に向かい、方向を変えて福島県の中通りに流れ込んだ。第一原発から六十キロ離れた福島市でも、午前中は毎時0・09マイクロシーベルトだった空間線量が、夜には24マイクロシーベルトまで上昇した。このプルームは宮城県や栃木県、茨城県など広範囲に広がった。

昼前には、学校再開が二十二日からに延びた、と先生から事務連絡があった。そして「また爆発……。もうやめて!! と叫びたいですね……。お仕事頑張ってください」と結ばれていた。

その一時間後にはママ友から「みおちゃん、生きてる〜?」とメールが来た。そして「子どもはできるだけ外出しないように、自宅待機ということです」との情報があった。

ママ友から数通、安否を尋ねるメールなどが届いた。その後、いわき市の小学校は授業再開をあきらめ、休校のまま春休みに入ることが決まった。修了式は中止し、通知表は新学年になってから渡す、という。先生やママ友のメールから、いわき市から避難している子どもがかなりいることを知った。母からも「近所の人が栃木に避難するので一緒に、と誘われた」という連絡があった。己保は避難せずにいわき市に残ってほしいと答えた。

メールは、避難している病院関係者からもあった。

九州の実家に出産のため帰っていた女性スタッフから「事務長(絵文字で大泣き)逃げて下さい(絵文字で泣き)」。精神科の医師からは「原発かなり危険な状況のようで、避難対象が広かったようですが、高野病院の患者さんや職員さんたち、避難されましたか? 心配で心配でたまりません。大変お疲れだと思うのですが、手が空きましたらお返事ください」。

事態が深刻になったことがメールからもうかがえる。しかし己保はまだ、院長、スタッフと一緒に籠城を続けられると思っていた。危機感が薄かった分、落ち着いて対応できたともいえる。後日、知り合いの病院の事務長に「そっちはテレビを見ていなかったから良かったんだ」と言われた。スタッフも同じで、爆発したという話は知っていたが、原発が爆発して白煙を上げるシーンは見ていない。

夕方、外出先から己保が病院に戻ると、外来患者用の待合スペースにスタッフが何人か固まっていた。中には泣いている女性もいた。「どうしたの」と声をかけると「サイレンが鳴って……。これが最後の放送ですって」。防災無線はまるで、町民に別れを告げるように聞こえたという。町は十三日に避難指示を出していたが、ショックは今回の方が大きかった。

動揺がひどいので、己保は子どもがいる人や、自宅が広野町のスタッフに「とりあえず、帰りなさい」と言った。「でも、落ち着いたら帰ってきてね」「様子がわかったら、また帰ってきてね」と必ず付け加えた。いつ帰ってくるのか、ということは考えていなかった。ただ、また一緒に仕事をしたいと思っていた。

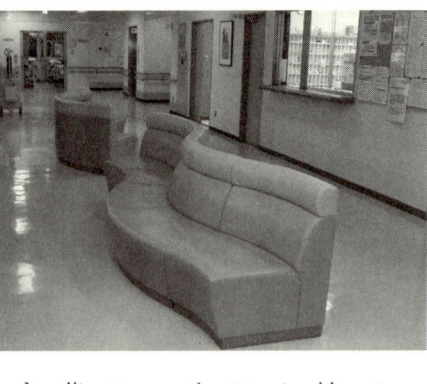

玄関を入ると、外来用の待合スペースがあり、ソファが置かれている

残ったスタッフは内科病棟が看護職四人と介護職二人、精神科病棟が看護職五人と介護職二人。いわき市から通ってくるか、病院に泊まり込む人だけになった。給食会社のスタッフはこの日昼、夕食の下準備をしてから帰った。それが最後の仕事だった。同じように外部委託の清掃スタッフは、震災直後から来なくなっていた。少なくなった病院のスタッフが、本来の仕事以外の業務もせざるを得なくなった。

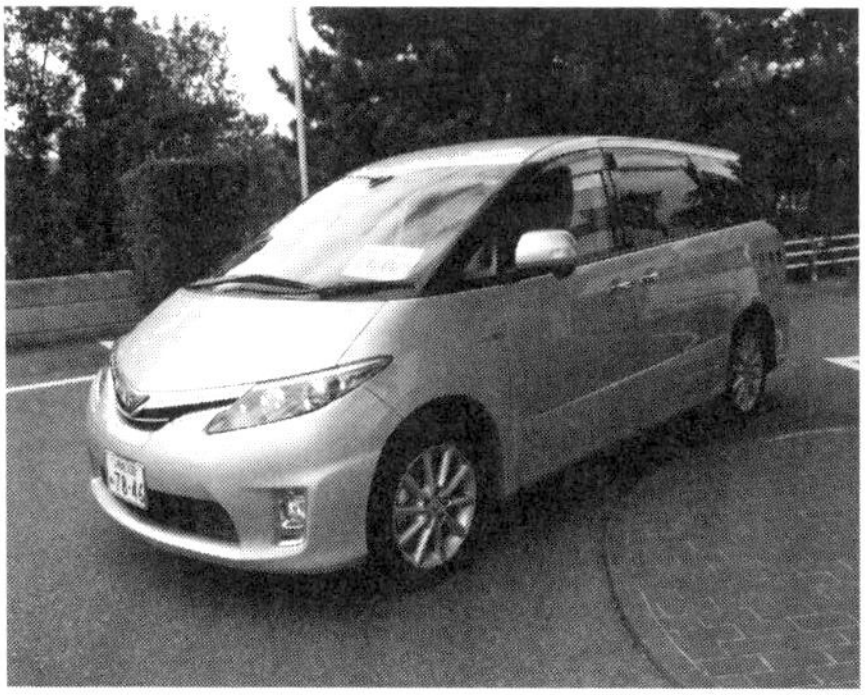
病院車

夕食のみそ汁は統括看護師の松本と女性介護士で作った。鍋は学校給食にでも使えそうな大鍋。この鍋は水をためるのにも使った。鍋が大きすぎて、いくら味噌を入れても味がしない。「すまし汁になってしまった」

入院中の母親を心配して十一日夜から来ていた娘さんが「何か手伝うことがありますか」と申し出てくれた。「本当に助かったと思いました。彼女がいなければどうなっていたか」。だが、給食のスタッフにはその後も苦労した。外来はないが、入院患者がいるので、給食に人手を取られるわけにはいかなかったのだ。

十六日は、己保と患者の娘が一緒に給食をつくった。女性介護士は昼食まで手伝い、その後も顔を出した。松本は仕事の合間に様子を見に来た。二人の心遣いに「一人じゃないのはいいな」と己保は思った。十七日の朝からは菅野の母と妻が手伝ってくれた。隣の特別養護老人ホーム「花ぶさ苑」の調理スタッフも入所者を移送した後、二十三日ごろから加わった。下準備と洗い物を入院患者の中で、社会復帰の作業療法として長年、厨房に出ていた人に手伝ってもらった。

町役場が移転したことから、消防団による給水も止まった。病院を維持するために必要な水がなくなる心配が出てきた。

入院患者を全員、抱えて籠城するのは難しくなった。肉体的に移動に耐えられそうな患者は精神科に多い。己保は、スタッフから借りた携帯電話で近くにある精神科の病院の事務長に電話して、患者の受け入れを頼んだ。いわき市の新田目病院が三人なら収容できると受けてくれた。同病院は院長がかつて勤めていたことがあり、己保にも思い出深い病院だ。向こうも震災直後の大変なときだとわかっているだけに、感謝した。

搬送は精神科の主任看護師と運転手の菅野が担当した。主任は急いで、必要な薬やカルテを用意し、二人は患者と一緒に病院の送迎用エスティマで出発した。

夜、ストーブの前で己保は菅野と話した。「あと何日もつと思う?」。菅野が言った。「一日」。己保はそう感じていた。菅野は「オレもそう思う」と言った。己保は杏林大学の鈴木に助けを求めることにした。メールの発信は午後七時五十五分。

今日まで頑張りましたが、町に見捨てられ一両日中に、燃料が切れます。

＝患者さんの死につながります。

病棟は、若いスタッフは帰宅し、もう数人しか残れませんでした。

無理を承知でお願いいたします。公からの援助がなければもう限界です。

自衛隊の派遣などの要請をお願いいたします。

電話もだめで、メールがどうにかです

一時間半後、杏林大学准教授の阿部展次《のぶつぐ》からメールが来た。

状況お察しします。対策考えてます。入院数、スタッフ数、緊急的必要物資を教えてください。

自衛隊に聞いたところ、避難は完了しているはず、とのこと。メールにタイムラグはありますか？　いまどちらにいますか？

インターネットでもこのころすでに「高野病院が避難した」という情報が出回っていた。高野病院避難、という話はその後もずっとインターネット上で転載されて広がった。それが混乱の原因になることもあった。

さらに二時間ほど経った午後十時四十八分、再び、阿部からメールが来た。

跡見学長経由で内閣府に話が行き、ナース佐藤に高野の惨状を内閣府に伝えてもらいました。ただ内閣府は直接何もできないということ。明日朝に県に働きかけてくれるとのこと。奏功するかわかりませんが、現状が改善されること、心よりお祈り申し上げます。いつでも連絡ください。

己保はこのメールを、病院の屋上にある貯水槽の上でキャッチした。携帯電話で話すのは無理で、メールも時々、電波状態がよいときだけ、送受信ができた。病院内で電波を探しているうち、ついに、貯水槽のパイプに足をかけ、貯水槽の上に乗って、手をいっぱいに上に伸ばしていたのだ。雨に濡れ、足元が滑った。

貯水槽の上からは本来、太平洋も広野町の中心部も見える。この夜は、携帯の画面と、懐中電灯の明かりしか光はなかった。真っ暗だった。

お礼の返信メールは「ありがとうございます」で始まり「ありがとうございます」で終わっ

た。雨はみぞれに変わった。

院長に頼まれ、己保は十六日午前零時三十五分に阿部に現状を伝えるメールを送った。


高野（院長）です。

この度は、ありがとうございます。

病院周辺の放射線漏れの影響は、最高約50ミリシーベルトで、これは一回の胃透視と同程度で害はないのですが、行政の形式的な計画に住民だけが、行政の指示によって避難したために、必要物資の補給が町からは不可能になったということです。


院長は自分で測った放射線量から、影響は心配ないとしている。胃の透視撮影検査一回の被ばく線量は現在、もっと少ないとされている。

内閣府はすぐに動けない、という話だったが、福島県の反応は早かった。十五日午後十一時四十四分に、対策本部に入っていた県企業局の主査からメールがあった。

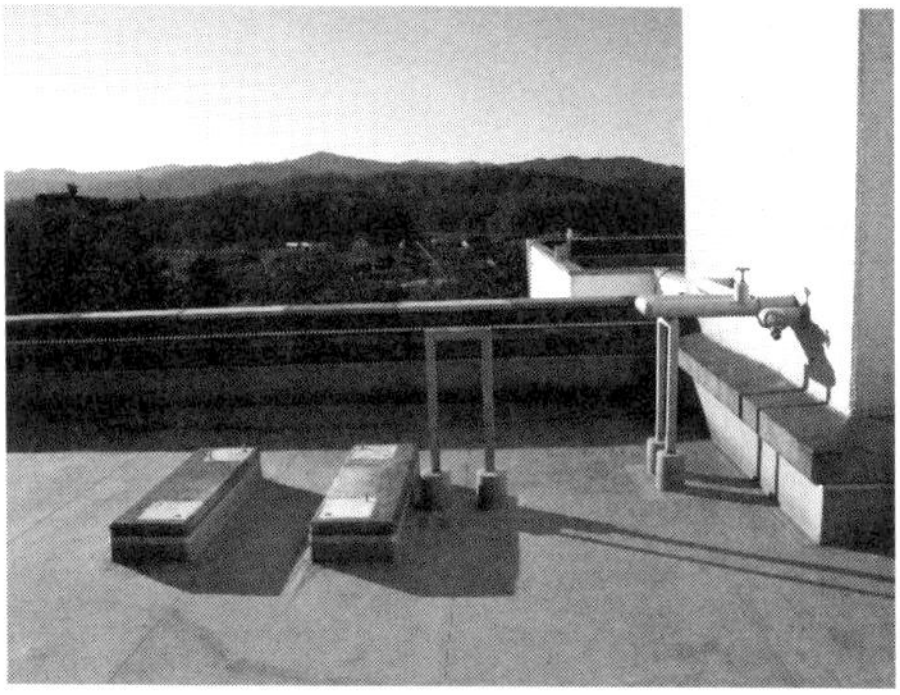
屋上の貯水槽は写真中央から左の土台の上にあった。己保は右に見えるパイプに足をかけ、貯水槽に上った。貯水槽は撤去されている

杏林大学の先生からアドバイスを受けました。移動体制調整とあわせ、とりあえず移動までのつなぎとして、軽油200、灯油200リットル手配できるか調整してます。軽油、灯油の量として問題ないか至急回答願います

日常業務に使っているメールらしく、本文の後ろには「県営工業団地・住宅用地好評分譲中！」として新白河ビジネスパークなどの案内が付いていた。職員が総出で対応にあたっていたことが推測できる。

「全退避を」と院長を説得した已保は、十五日深夜、主査への返信メールで入院患者移送を依頼するメールを送った。

この度は勝手を申しましてお手数をおかけいたします。
先ほどの件ですが、必要なものとしては、電気の復旧です。吸引をしないと命の危険のある方が殆どです。吸引をしなければ、3時間以内に少なくとも7名の死亡者が出ます。
自家発用の軽油は早急に必要ですが、発電機が古いため限界に達しており、爆発の危険があります。

看護スタッフが105名を看るのに3名しか残っていないため、看護に支障がでてきています。

給食スタッフがいないため私も含め、看護スタッフとヘルパー1名で食事を賄っておりますが、水、食料も不足しております。

通信機器（電話）も不通のため、外部との連絡がとれません。

上が現状であり、早急に避難のご手配をお願いをいたします。

高野己保（みお）

長い夜の始まりだった。己保のメールは原文のままだ。「三名しか」は実情と違う。「内科の看護師の数で、結構、大げさで……」と己保は笑っていた。状況を考えれば、許されるウソだろう。

主査からの返信は「七名の方の病名を教えてください」。

一度、戻って院長に報告し、患者の容態や今後の考えを聞いた。

嚥下性肺炎が繰り返し起きているのが、この7名の特徴です。最高1日20回の吸引が必要です。学校で結構です。できるなら、体育館をお借りできれば、全員を院長が見渡せるので、医療状況としてはよいとのことです。

20名はベッドごとの移送となりますが、対応は可能でしょうか。

携帯電話の電池が切れたときと、院長に報告するとき以外は、ずっと屋上の貯水槽の上に立っていた。かじかむ左手でメールを打ち、送信が終わると寒さが厳しくなった中で返事を待った。

その返事は「確認のためですが、貴病院では治療対応できないため、救急搬送が必要と考えてよろしいですか」。

お役所仕事丸出しの「確認」の繰り返しが始まる。「搬送先は、全員同じ学校という考えですか」「電気の速やかな復旧とは電気設備そのものの復旧ですか。それとも、自家発電のため、燃料補給でも可能ですか」。主査は医政局職員ではないので、誰かが指示したのだろう。反発したわけではないと言うが、己保の返事がおもしろい。

電気の速やかな復旧と看護スタッフ9名ほどと給食スタッフ4名の応援があれば、治療対応はできます。

病院周辺の放射線漏れの影響は、最高約50ミリシーベルト（年間）で、これは一回の胃透視と同程度で害はないのですが、行政の形式的な計画に住民だけが、行政の指示にって避難したために、必要物資の補給が町からは不可能になったということです。ですから看護スタッフの補給については、もし、いらしてくださる場合には、放射能の危険性はありません。というのが院長の見解です。

避難の要請は、行政の失敗が原因だと示唆している。

己保は患者の命を守るために必死だった。携帯電話は、電波の状態が良いと、葉っぱのマークが緑色になるアプリを使っていた。携帯の画面を見ながら、みぞれの降る屋上を歩き回った。緑が大きくなったら送信ボタンを押した。宛先は県対策本部の主査と杏林大だ。ところが、電波状態がたまたま良いとき、送信する前に、緊急ではない知人からの電話やメールが入ることがあった。「好意であっても『ああ、うっとうしい』と思ってしまった。根性が悪いんですよ」と苦笑する。

日付が変わると事態も好転しだした。十六日午前一時十五分に主査から「必要な物資は自衛隊を使って出来る限り送ります。何が必要ですか。具体的にお願いします」。同一時四十九分には「電力は、東北電力対応となるため、調整が難しいかもしれません。燃料（灯油、軽油）は手配しております。人員については、今すぐの調整は難しく、今日の朝当班の上司が各病院等にあたってみます。水は何リットル必要ですか？　食料も何とか当たってみます」というメールが届いた。
己保もメールを打ち続けた。

一番は電気そのものの復旧です。（病院前の電柱が津波で倒れたためで、他のエリアは電気がついており、修理すればすぐになおると考えられるが、東北電力が早々に撤退したため手付かずになっています。）自家発に危険がでているのに使い続けるのに不安があります。次に人員（病棟、給食）です。水。食料はお米は1ヶ月はありますので、副菜になるものです。冷蔵庫が使えるようになれば、肉魚なんでも可能です。

水ですが、希望は当院の高架水槽に8トンと受水槽に8トン入れていただいて、その後定期的に、それへの補充をお願いしたいです。また、当院の職員の送迎および、物資調達時に使用する病院車へのガソリン、小型携帯用自家発に使用するガソリンが必要でした。

（ガソリンは）送迎車3台とトラック1台で約250リットルです。現在ほぼからです。
忘れておりましたが、おむつ、トイレットペーパーがあと1週間ほどでなくなります。
平おむつ7箱（1箱180枚入り）尿取りパッド夜間用2箱（170枚1箱）日中用（240枚

1箱）、サルバ4〜5箱（1箱48枚）の在庫です。これを4週間分お願いします。

トイレットペーパーは210個ですが10日弱でなくなる予定です。これも4週間分お願いします。


午前二時から三時半ごろまで、己保と主査の間で、必要な物品の手配が進んだ。

主査からのメールには「食事は、こちらで供給できるのは非常食なので、おにぎり、パン。水は、とりあえずの水となります。その他についても依頼しました。本日は厳しいかもしれません。電気についても東北電力に依頼しました（対応、回答待ち）命を守るためにぜひと話しました」とあった。「命を守るためにぜひ」と説得にあたってくれたことが己保にはうれしかった。

主査はこの後、十七日朝までほとんど休まずに調整に努めた。何が主査を動かしたのか。メールのやりとりの中で「阪神大震災の経験がある」と書いていた。

3月16日　明かり

東北電力が朝、やってきた。

「久しぶりに外部の人を見ましてうれしいです。感謝しております」と己保は県庁の主査宛メールに書いている。

杏林大の阿部にも朝、お礼のメールを打った。

阿部展次《のぶつぐ》先生
ありがとうございます
朝一番で、電力会社が手配されてきました。

9時頃には高圧自家発車につなぎ、
全館電気がつくと思います。

あとは人員の問題です。

1人去り2人去りの状況で、内科は2名しかナースがおりません。疲労がピークです。

それもあり明日までが限界とみておりました。

最後の避難勧告まで、泣きながら家族と離れて、勤務してくれたスタッフが大半でした。

頭が下がります。

なので私はまだまだ頑張らなくちゃと思います。

大学からご助言いただいたおかげで、迅速な対応をしていただいております。

感謝の言葉がみつかりません。

東北電力が大きなトラックで自家発電装置を積んできた。燃料も持ってきてくれた。だが、責任者は「これを置いていっても問題は解決しないだろう」と言って、周囲を調べた。その結果、生き残っている電線をつないでつないで、病院まで電気を引っ張ってくれた。夕方、震災以来六日目で、病院のすべての照明に明かりがともった。

「あの瞬間は忘れられない。病院内はずっと暗闇だった。明かりがついたときは、明るくて立ちくらみがした」と己保は思い出す。周辺で明るいのは病院だけだった。

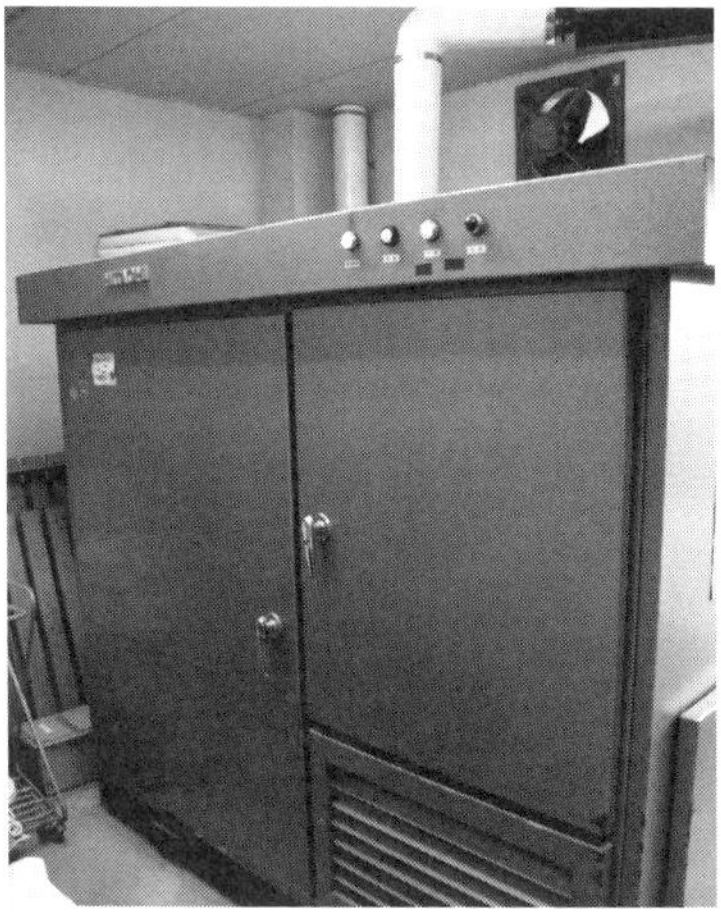
多くの患者の命を支えた、一九八〇年製造のディーゼル発電機

己保にとって、もっとうれしかったことは、発電機を止められることだった。見ると「製造年一九八〇」と刻印されている。非常用のディーゼル発電機は、病院ができたころに設置された三十年以上前の物だ。後から「三十何年も前の自家発をよく五日間も回したね」と言われた。燃料は四時間おきぐらいに給油しなければならなかった。四日目ごろから変な音がしていて、菅野は「いつ、爆発するか分か

らない」と言った。その恐怖感は今も残っている。

「震災から二年以上、夜中の二時か三時に目が覚めるんです。その時間は、自家発の燃料を足しに起きる時間なんです。私がするわけではないけど、人が働いているときにそのまま寝ているのは何となくいやなので、つい、一緒に目を覚ましてしまう。そんな癖がついていました。自家発が必要なくなっても、目が覚めて、ああ起きなくていいんだと思って寝直していた。二年で直ったと思ったんですが、十一日が近づくとなんとなく不安になるのか、今でも目が覚めることがあります。自家発のゴオーッという音は耳から離れない。それが命綱だったから。これが駄目になったら患者さんの命がなくなる。音がしているからホッとするわけではないけど、聞きたくないけど、ないと困る音。五日間も回し放しだったので、もし止まったらという恐怖がありました」

「電気がないと、昼間でも困ることがあるんですよ。トイレにうっかり懐中電灯を忘れていくと、あっ、真っ暗」

深刻な思い出も最後はユーモアで締めくくった。

この日、患者が一人亡くなった。もともと容体が悪かった患者で、震災の影響ではない。家族に連絡すると「病院に行けないので遺体を預かってほしい」という。

遺体をどう保存するか、中で話し合った。「室内では間違いなく腐るだろう」「外に出したら、間違いなく野犬にやられるだろう」。さて、どうしようと困っているとき、電気がついた。それで、ドライアイスを頼んで保管した。小野町で震災で亡くなった人たちをまとめて火葬するということで、役場から迎えが来るまで、二日以上、病院の霊安室に置かれていた。十九日には楢葉町《ならはまち》の患者が亡くなった。楢葉町役場から二十一日、自衛隊が遺体をひき取りに来ると連絡があった。この時、支援物資として、自衛隊に遺体を入れる袋を十枚ぐらい持ってきてもらった。

小野町に移った広野町役場が十六日、食料を持ってきてくれた。お米が六百キロとパンなどの保存食だ。せっかくの好意だったが、保存食をぱくぱく食べられる入院患者は少ない。内科患者は高齢者ばかりで、普通の食事を摂れる人はいない。特にパンは水分が少ないので食べにくい。大量のパンは職員が食べた。「ヤマザキのパンはすごいんです。賞味期限切れ後でも、すごーく長く食べられましたよ」と己保は笑う。

高齢者用の非常食では、カップヌードルもだめだという。水や汁は気管支に入って誤嚥性肺炎の原因になりやすい。病院では患者に応じて、のみこみやすくするために、とろみをつけて出すこともある。こうした人たちへの非常食として有用なのは、レトルトのおかゆ。柔らかい肉や魚のレトルトパックもいいという。

肝心な移送の話は、なかなか進まなかった。

移送は最初、病院を考えた。「いわき市立総合磐城共立病院が、一時、引き受ける。ただし、スタッフも一緒に。病室はないけど、リハビリ室が広いから」という話があった。だが、病院に残る患者もいるので看護師を付けるのは無理と、交渉しているうちに立ち消えになった。

県は「全員待避なら体育館」と言った。院長は「医療設備も何もないところには行けない」と断った。次に「精神科の患者は体育館で、内科は別の教室のような所ではどうか」という打診があった。「医者は一人しかいないのに、どうやって診るんだ」と院長。妥協案として院長が「ある程度の医療器具を入れて、私が精神科と内科を一緒に診られるような所なら、体育館でもいい」と言った。そんな場所はなかった。

全退避に向けて、己保は午前中に金庫や患者台帳など、必要なものを自分の車に積み込んだ。だが、搬送先が決まらないのをみた院長は午後になって「全退避は、やっぱりだめ。いいよ、自分が残るから」と言った。

己保は対策本部に「すみません。やはり残ります」と連絡した。

だが、残っているスタッフで患者全員を看るのは無理だ。内科だけでもスタッフが足りないので、院長は「精神科の退避は構わない」と言った。残さなければならない患者を院長が選んだ。残す患者は三十七人に決まった。

県対策本部の主査にお礼と現状報告のメールを送った。

電気が全館つきました。患者さんもスタッフもほっといたしました。お水も高架水槽に入れてもらいましたので、2、3日は大丈夫のようです。本当にありがとうございます。

搬送は内閣府の矢島さんとおっしゃる方が、現在調整中です。

みんながんばっています。

雪になってきました。

こちらはまだまだ油断できないので、患者さんと、残っているスタッフのためにも、私もしっかりがんばりたいと思います。

本当にありがとうございます

3月17日　援軍

己保と菅野があと二日、と話した日がやってきた。予想どおり、スタッフの疲労はピークに達していた。松本は「気が張っているときはいいが、院長が何か処置をやっている、その後ろで待っている、その一瞬が（眠気に襲われる）。思わず、院長につかまった」と話していた。

己保は点滴を詰めながら居眠りしている看護師を見た。「おーい」と声を掛けると、「あー、寝てた」。

お風呂に入れなかったし、清拭《せいしき》（入浴などができない患者の体をきれいにすること）も水が少なかったので回数を減らした。外来がない。それぐらいがいつもより減った仕事だ。一方、スタッフの人数が少ないので、食事介助は時間を取られた。しかも、明るい時間にしなければいけなかった。夜はおむつの交換などがあった。三十分おきに痰を取り除く必要がある患者もいた。

看護師はみんな、足がぱんぱんになっていた。己保は看護師の足のマッサージをした。日ごろから立ち仕事だといっても、震災後は働いている時間が違う。普段は、午前八時から午後五時まで。夜勤は十六時間だが、そんなに急患はないので休息は取れた。それが一週間近く、仮眠しか取れない状態が続いていた。

菅野の母と奥さんが十七日朝、給食の手伝いに来てくれた。母親は院長と同じぐらいの年だが、一年あまり手伝った。奥さんは今も厨房で働いている。己保と患者の娘の二人で頑張った給食に、強力な援軍が加わった。己保は県対策本部との交渉に集中した。

十七日から県対策本部で高野病院のために頑張ってくれた主査が担当を替わった。しかも、移送の連絡・調整で、メールを出す相手は増えた。精神科は障がい福祉課、花ぶさ苑は高齢福祉課が担当した。
早速、県高齢福祉課から調査票が届いた。といっても、エクセルの表は己保の携帯電話では見ることができない。あらためて、平文で送ってもらった。

添付ファイルの内容は次のとおりです。
救急車が必要な者
人数　人（男　人、女　人）
状態　人工呼吸器（　人）、酸素投与（　人）、モニター（　人）、その他（）
ストレッチャーが必要な者
人数　人（男　人、女　人）
車いすが必要な者（移動時のみ可を含む）
人数　人（男　人、女　人）
独歩が可能な者
人数　人（男　人、女　人）
職員数
人数　人（医師　人、看護師　人、その他　人）

備考：名簿（搬送する人のみ）

また、状況調査もあった。

物資等の緊急輸送

必要となる物資等について至急回答願います。（病院と特養を併せて）

・水の量（　L）（　日分）

・食事の内容（食材等の種類）及び量（食材毎に数量）（　日分）

・燃料の種別・量（　L）（　日分）

・現在、衰弱している人はどの程度いますか。

・使用できる車両はどの程度（　人分）ありますか。（ガソリンはありますか。）

担当者は調査するだけでなく、不足分は手早く自衛隊に手配してくれた。ただ「パン・カップ麺を病院三百人分、花ぶさ百五十人分をお送りします」と連絡があったが、給食をずっと実施してきた高野病院では、こうした非常食を入院患者に出すことはなかった。カップ麺はスタッフがみそ汁代わりに食べたという。

県とのやりとりに苦労しているとき、意外な情報が届いた。

「県の対策本部がとにかくパニクってるそうで、なかなか物事がスムーズにいっていないようです。高野のようなところが、五ヵ所あるそうで、搬送計画を練ってるが、難渋しているようです。ただ、施設リストには高野は入っている。もう少し待ってほしい」

この日、県は大熊町の双葉病院が十二日から十五日にかけて避難した際、多数の死者が出たことを発表していた。三百四十人が避難したが、搬送に時間がかかったことや収容先が体育館だったことから、死者は三月末までに五十人に達した。双葉病院は高野病院と同じように内科と精神科で、高齢の重症患者が多かった。原発から五キロ足らずの場所にあったので、三月十二日早朝、避難指示が出て、従わざるを得なかった。だが、その結果を見ると、高野院長の危惧がいかに的確かが分かる。

病院に残ることを決めて、まず、不足を心配したのがおむつだった。

おむつがほんとうに足りなくなったら、フォーレ（ぼうこう内留置カテーテル）という管を尿管に入れることも考えた。患者に負担をかけるのでやりたくないことだが、いよいよというときは、そうするしかないだろうと考えた。

だがありがたいことに、おむつ取り扱いの代理店の営業担当者が、双葉郡には立ち入るな、と指示が出ている中、磐越自動車道のいわき三和インターまで運んでくれ、そこで病院の車に積み替えた。ひとまずフォーレの必要はなくなった。

埼玉医大にいる夫博文が十七日午後、病院に来た。頼んでいた携帯電話が届き、メールを送るために屋上に行かなくてもよくなった。

博文は車を持っていなかったので中古車を買いに行き、事情を話したらガソリンを満タンにしてくれたという。その夜、夫はいわき市で娘と会い、そのまま泊まった。いわき市ではまだ水が出なかった。それまで男手がない家だったので、水くみなどをした。昼間は病院で院長の代わりもした。己保は家の心配がなくなった。

友人からメールが来た。「ツイッターで、高野病院は閉めて避難したという情報を得ました。もう別場所に避難されているのでしょうか？　先日連絡下さったので、少しはほっとしていますが、確認したかったのでメールしました」

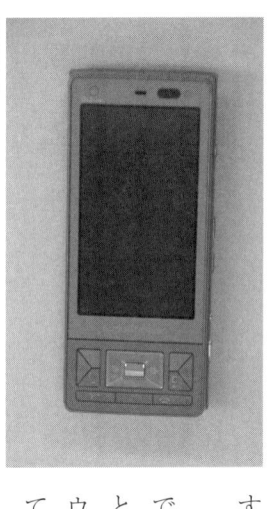

携帯電話

己保の間違いだというメールに対して「やはりウソでしたか……。一部は移動した、事務長が病院に残ると言っている、との情報も出回っていますが、それもウソでしょうか?」と。不正確な情報がグルグル回っているようだった。

震災前から高野病院のブログがある。己保が病院の

ＰＲ用に書いている。

二〇一一年十一月二十七日のブログは「古い携帯」というタイトルで、この危機の間、己保が放さずにいたフラッシュピンクのソニー製携帯電話について書いている。


先日、ぼんやりと以前使っていた携帯をいじっておりました。震災時に使用していた携帯です。

あの日から……救援を求めるメールが全部入っています。対策本部とのやり取りメールから何からぜーんぶ入っています。お水をどれだけ、軽油をどれだけ等々細かいことまで書いてあります。

メールを見るとすべてわかります。

物資に関して沢山のお願いをしました。でも心からのお願いは、メールを見るとただ1つだったようです。

『スタッフを助けてください』

患者さん達は、院長と看護介護スタッフに守られて、震災前となんら変わらない状態を保っていました。

患者さんの状態を、かわらないようにケアしていたスタッフ……。少ない人数でフラフラでした。

それでも笑って……元気に……。患者さんを守っていました。そんなスタッフがいたから、何があっても患者さんは安全でした。

そんなスタッフを私は助けて欲しかったのです。
つながらない電話……電波を探しながら救援を求めて打ち続けたメール……。
この携帯はじむちょーの宝物になりました。（一部省略）

この携帯電話はａｕでも新しい機種で、電波の状態によってメールが使えた。院長は同じａｕだったが、機種が古く、メールも通話もできなかった。

3月19日　精神科移送

精神科患者は県障がい福祉課が避難先をアレンジした。移送は十九日で、移送先は埼玉県の五施設に決まった。その準備で十八日は忙しかった。

幸い、ＡＤＳＬ回線を利用していたおかげでインターネットが使えるようになった。受け入れ先からの要望についてのメールが来た。「どこどこは男性患者はダメ、どこどこはアルコール依存症はダメ。おむつをしている患者はダメ」。移送患者は三十二人。五施設が条件付きで受け入れるのは計三十数人。「条件に合う患者がそんなに都合良くはいませんよ」と言う看護師と相談しながら振り分けた。

患者には、転院しますので荷物をまとめてください、と事前に話した。いざというときのために、それぞれの腕に名札を付け、薬などの準備をした。名札といっても、荷札のようなものを輪ゴムでとめた簡単なものだ。カルテも移送先の病院に渡すことにした。

バス一台なので、荷物は小さい風呂敷包み一つぐらいにしてください、と言われていた。誰もがすぐに帰ってくるだろうと思っていた。

十九日朝、杏林大学准教授の阿部展次からメールが届いた。

おはようございます。少しずつ現状打破の状況が見え隠れしつつあること、何よりです。(略)困難な状況はしばらく続くとは思いますが、いずれ事務長が給食を作っていたなどということで笑いながら話せる日は遠くない、と信じて祈ってます。

keep calm and carry on(冷静に戦い続けよ)、ですか!

「keep calm……」は、かつて己保が使っていたメールアドレスだ。阿部はメルアドの意味に気づいて激励の言葉にしたのだ。

精神科の患者の移送が十九日午後、始まった。患者は三十二人いる。病院に自衛隊のトラックが一台来た。荷台に向かい合わせのベンチがあるタイプだ。

精神障害者への偏見は強いが、暴力的な患者は非常に少ない。移送される中では、一人だけ「男を見ると殴る。特に知らない人を。女性は大丈夫」という患者がいた。自衛隊員に「その人だけには注意して」と話し、男性看護師が同乗した。もちろん、この看護師に殴りかかることはない。己保は出て行くトラックに向かって、精いっぱい、手を振った。

患者の中には、原発で事故が起きていることが分かっていて恐怖を感じている人もいた。院長がきちんと説明したので、病状に変化が出る人はいなかったが、転院すると分かって、ホッとした人はいるだろうと言う。

出発するときは「いってきます」「いってらっしゃい」という感じだった。

いわき市の光洋高校がスクリーニングの会場だった。スクリーニングが終わると、観光バスに乗り換えた。県障がい福祉課の担当者がとてもよく頑張ってくれた。前日も「私が全部やりますから、事務長、大丈夫ですよ」と言ってくれた。実際、光洋高校までバスに乗ってきて、埼玉県まで一緒に行って、患者を各病院に届けてくれた。

それでも、己保には不満がある。

移送の際、「精神科とはいっても、病人なんだから、スクリーニングはバスの中でやってほしい。同じ病院に入院していたのだから、一人、測ればいいでしょ」と頼んだ。「わかりました」と言って病院を出て行ったが、検査場に着いたら、一人ずつ降ろされて検査された。そのため、時間が随分かかって、最後の患者が移送先の病院に着いた、と看護師から連絡があったのは夜十一時近かった。

「ちょっと脱水を起こしているけど、大丈夫です」と看護師は言った。代表一人なら、夕方前には全員が病院に着いたはずだ。己保は「他県の人はやたらと福島の放射能を恐れていたじゃないですか。それを弱者にも当てはめるんですか、と思いました」。

移送が引き起こす問題はまだあった。

特別養護老人ホームの場合は避難だが、病院は、手続き上は退院だった。

「避難すると言うから、一時預かりだと思っていた。ところが、ここを退院して、移送先の病院に入院するということになると言うんです。そうすると、入院の手続きがいります。移送した患者さんの家族に、転院先の病院が手続きに来てください、と言うんです。患者の家族に連絡を取ること自体、大変。家族だって、埼玉県に行かなきゃならない。病院によっては『手付金五万円を払ってください』というところもありました。私の認識の甘さで、ほんとうに患者の家族に迷惑を掛けた、という思いがあります。あわてて逃げている人もいるので『五万円と言われたんですけど。私たちも着の身着のままで避難したんで、どうしよう』と電話が入ってきて、初めて知った。びっくりしました。こちらではみな、避難所にいて、ガソリンだってないときですよ。次のときは、特例で一時預かりを認めてほしいですね」

三十二人が移送されたことで、病院には人的な余裕が生まれた。精神科のスタッフも内科を手伝うようにした。

「ほっとしましたね。とにかく、職員を休ませられると思った。体調を崩した子はいなかったけど、寝てない子はたくさんいました。みんな緊張してたんでしょうね。風邪をひいた子もいませんでした」

自宅に帰っていなかったスタッフには、一度帰ってもらった。主任クラスの三人は、ずっと病院に残っていた。震災後、一週間以上自宅に帰っていない人もいた。己保は帰宅するスタッフに「気をつけてね」と言ったが、「帰ってきてね」とは言わなかった。責任感の強いスタッフを信頼していた。

うちに帰ると言って、数日連絡がない若者がいた。家族も行き先を知らなくて、みんなで心配していたら「都会で遊んできました」と元気に戻ってきた。「ばか者、と言いましたけど……ほんとに心配しました」

3月21日　内科移送

精神科の移送が終わり、次は内科だ。

ファックスが使えなかったので、保険証を小型スキャナで取り込んで、メールに添付して送るようにした。添付する画像に容量の制限があり、何度もやり直してるうちに、誰のを送ったのか、わけがわからなくなってしまった。やっと終わった時には、夜遅くなっていた。「『大変でしょうから、落ち着いてからで構いませんよ』と言ってくれる病院がほとんどなんですけどね。ああいうとき、病院のカラーが出ますね。自分が逆の立場になったら『いいよ、そんなことは後でいいよ』と絶対に言おうと思ってます」と笑う。

お風呂がまだ使えなかったので、統括看護師の松本が給食用の大鍋にお湯をわかし、看護師や介護士が手分けして、タオルで患者全員の体を拭いた。

二十一日、内科の患者二十二人を茨城県内の七病院に移送した。十九日と同じように、病院には自衛隊が来た。隊員は双葉病院でも移送をやったという。患者が取り残されていたというときだ。「なんで、ここの患者さんはこんなにきれいなんですか？　ここは天国ですね」と隊員は驚いていた。

患者によってはとろみの食事を摂らないといけない人もおり、昼食を食べさせてからトラックに乗せた。

ほとんどの患者が車いすだったので、気を使った。搬送途中でＤＭＡＴの医師が受け入れてくれるという話だったので、看護師を付けることもなく送り出した。

作業が順調だったわけではない。自衛隊が持っている書類と病院が受け取っていた書類が違っていた。結局、病院が準備したようには進まなかった。県対策本部はよくやってくれた、と己保は言うが、県の担当者が現場を見ずに進める無理が出たようだ。

患者を全員残したかった院長だが、移送する患者の選別は一人でした。

「理論的ではないが、患者の持っているバイタルフィーリングで決めた。生きる感じ、生気感情とでも訳しますか。(この患者は)生きたいと頭の中では思っているはずだと、そういうのが患者さんをしょっちゅう診ていると分かるんです。同じ高齢の患者さんでも違うんです。私が医師として持っている原点です。疾患にもよりますが、残したのは重症の疾患があって、バイタルフィーリングがあって、移動したらバイタルフィーリングがなくなってしまう患者さんです。せっかく、合併症に対して(私と)共同の戦いを頑張っている患者さんの意欲をなくすわけにはいかない、そういう判断です」

「移送する患者に心配な患者はいなかった。不安になる患者は残した。容体の変化する可能性が高い人を残した」というが、例外もあった。

「移送をしても平気な方も二人いました。先生、ここに置いてくださいと泣いて頼まれた。よその医者に診てもらうのはいやだ、というんです」

泣いて残留を希望した患者二人はその後、看護師に気を使うようになった。「わがままを言わない」ことに看護師が気づいた。「気を使うのは当然では」と尋ねると、己保は「私たちはサービス業なんです。お金をいただいているんですから、気持ち良く過ごしてもらわなければいけません」と言う。

すでに、あちこちの病院で看護師が不足していた。移送のとき、看護師を付けて行かせたら「お前の所の患者なんだから、お前も残れ、と言われて困った」という話を己保は聞いていた。

「看護師は家族もいて、移送先にとどまれるとは限らない。いえ、看護師も、その家族も被災者なんです。原発事故対応の計画がつくられていますが、そんなことも考慮しているのでしょうか」

移送は患者だけの問題ではないのだ。

己保は後日、患者を迎えに茨城の病院を訪ねて驚いた。

「地震の被害がすごかったですね。壁のタイルがはがれ落ちたりしていて、よくこんな状況で患者を引き受けてくれたと思いました。それなのに、そちらは大変でしょうからと弁当を山ほど持たされたこともある。あのとき、受け入れてくれるだけでもいい病院だったんですよ」

内科の患者を送り出し、いよいよ残った患者は三十七人。スタッフの数と入院患者数のバランスがやっととれた。ローテーションを組めば休みも取れるようになった。十五日の夜、あと二日と思ったが、ついに、ここまできた。

こうして多くの患者の移送を終わったころ、三十キロ圏から避難していない唯一の病院として話題になり始めた。

二十一日午後十一時十三分、震災以来初めてブログをアップした。ブログは「高野病院事務長の高野でございます」で始まった。震災前までは「じむちょー」とひらがなで、名前も名乗っていなかった。ブログとはいっても、今回は病院にとっては公式文書だ。

ネット上で「全退避」などとデマが流れているのに気づいたので、高野病院の経過報告となるようにきちんとしたものを書かなければと意識した。言葉を選んで書いた。そして「私たちは広野町にいるよ。逃げないよ。頑張るよ」と伝えたかった。


まだまだがんばります‼

2011年3月21日（月）

高野病院事務長の高野でございます。

高野病院は、屋内待機地域に立地しております。

停電の上、病院の電話、ＦＡＸが不通、携帯も不通で、外部からの連絡手段がなく、入院されている患者さんのご家族及びお知り合いの方は、大変ご心配をされたことと思います。

ここにお詫び申し上げます。

また、新聞、ネットで一部誤った情報が流れ、ご心配をおかけいたしましたこともあわせてお詫び申し上げます。

入院されている患者さんは、みなさまお元気でお過ごしでいらっしゃいます。

状態の安定している精神科患者さん32名、内科患者さん22名は、本日すべて他県への移送が完了いたしました。

しかし、院長の判断で、少しでも動かすと命の危険がある患者さんなど37名は、移送することなく、高野病院で医療を受けております。

原発の問題で、避難所へ移動しなくてはならなくなったスタッフが出勤してこなくなってしまいましたが、例え放射能が漏れても、患者さんがいる限り自分たちは看護、介護を続ける!! という強い信念と、高い職業意識を持ったスタッフで、11日の地震発生から今日までずっと泊まり込みで、不眠不休のなかで患者さんをお守りしています。

国、県の物資等の支援をいただいており、環境も整備されております。

毎日ふらふらになりながら、病棟で看護・介護をしてるスタッフ達ですが、なぜか笑い声が絶えることがなく、明るく朗らかに一致団結して働いております。

患者さんがいる限り、「逃げない」スタッフには頭が下がります。

そんなスタッフのために、できることはすべてやらなくては……と私もがんばっております。残っている患者さんをしっかりケアし、搬送された患者さんが再び高野病院に戻ってくるまで、私たちはまだまだここ、広野町でがんばります。

連絡が取れずにおります、ご家族のみなさまどうか、ご安心ください。

患者さんはみなさんお元気でお過ごしです。搬送された方々も、お元気にされていると先方の病院からご連絡をいただいております。

電話はいまだに不通ですが、ネットはつながりましたので、お問い合わせは以下のアドレスにお願いいたします。

（メールアドレス）

この場にて、被災されました方にお見舞いを申し上げます。

自分ができることを一生懸命に……がんばっていきましょう‼

その先には、きっと良いことが待っていると信じております。

広野町は避難指示を出し、高野病院以外はほぼ全ての人が町外に出た。そのため、高野病院がずっと診療活動を続けていることは、ほとんど知られていなかった。

効果は大きかった。「うちのじっちゃんの具合はどうですか」など家族からメールが相次いだ。患者の容体などは院長に聞き、己保は一人一人に「今はこういう状態です」とか「こういう状態でしたので、〇〇病院に搬送しました」と、ていねいに返信した。

コメント欄に最初に書き込んだのは、己保が社会福祉士の資格を取るため通った通信制佛教大学の同級生だった。その後、ホームページの制作会社、メーンバンクの行員、看護師の親族……と書き込みが続いた。

ブログは求人を目的に始めた。最初は求人会社のものを利用したが、自前でやろうといわき市のホームページ制作会社に頼んで二〇一〇年に現在のものをつくった。

誰か見ていてくれれば、家族にも伝わるだろうと考えた。「作っていて良かった」と己保は思う。県対策本部と連絡を取り合っていたとき、事務連絡とは別に、入院患者の容体を心配した家族から問い合わせがある、というメールも来ていた。いつまでも患者家族に連絡できないことを申し訳なく思っていた。

己保には心配もあった。入院などの書類には患者の自宅の電話番号を書いてもらうが、家族の携帯電話の番号は必ずしも聞いていなかった。原発事故で避難した人が多く、連絡手段がなかった。

「何にも連絡せずにある人は移送したでしょ。連絡のないまま、別の人は病院に残したでしょ。それを、よく皆さんが許してくれたと思います」

ブログには意外な記述がある。

「なぜか笑い声が絶えることがなく、明るく朗らかに一致団結して働いております」

己保は言う。「本当に笑い声がしてました。『今日は気分を変えて、おにぎりを棒状にしました』。そんなくだらないことをしていた。あのころは、名前を書いた検尿カップでコーヒーを飲んでいたんですよ。コーヒーを飲みながら昔話をした。忙しかったけど、ちょっとした休憩時でも、おしゃべりをした。なんでだったんだろう、ほんとにみんな明るかった」

患者を守り抜いた秘密を聞いた気がした。

他病院の搬出状況

高野病院以外の浜通りの病院はどのように避難したのか。福島県立医大がまとめた「東日本大震災の活動記録集　いのちの最前線」が詳しいので、紹介する。

「災害医療における情報伝達のあり方」という項目の中で、避難を実施した側からの話が載っている。福島医大准教授でＤＭＡＴの福島俊彦が執筆した。福島は高野病院を早くに訪れ、己保が今も感謝している医師だ。

発災当日は三キロ圏内であった退避命令地域が、その後徐々に拡大された。それに伴い、当該地域内にあった医療機関に入院中の患者を域外に搬送することになった。当初はまず屋内退避区域であった福島第一原発から二十キロ以遠三十キロ圏内にある医療機関へ搬送を行った。（略）内閣府、DMAT、本学（福島医大）災害医療コーディネーター、自衛隊、海上保安庁、消防、防災、警察の合同チームで、隣県災害医療拠点病院への広域搬送ミッションが実施された。

以下は、要点を紹介する。かっこ内は筆者の注だ。

第一原発から二十〜三十キロ圏内の病院に入院中の患者約四百五十人を十九日から二十一日までの三日間で、新潟、群馬、栃木、埼玉、茨城の病院に送ることにした。入院患者を三十キロ圏外に出すには、スクリーニング検査が必要だった。一方、三十キロ圏内で活動が許可されたスタッフは人数が限られていた（原発事故が起きた現場での傷病者に対する医療を想定した医療関係者がほとんど）。そこで、病院から検査場所までは（自衛隊などが）ピストン輸送し、検査場所から搬送先の病院までは別の部隊が対応した。

十九日はすべて陸上輸送、二十日はヘリコプターを使う予定だったが、天候が悪くて午前中の一回しかできなかった。後は陸上輸送で、作業は深夜までかかった。

各病院ではこのミッションを始める前、すでに歩くことができるとか、状態がよい、という患者は県内の病院に搬送していた。ミッションの対象者の大半は、高齢かつ搬送を躊躇するような状態の患者だった。このため、遠くへ運べない患者はいったん、福島医大病院に収容し、後日、あらためて搬送した。

搬送の際、患者の名簿が重要な情報だったが、病院側は一晩でつくらなければならなかったため、氏名が不明、保険情報がない、といった人も少なくなかった。

精神科病院からの患者受け入れを担当した心身医療科病棟看護部長の齋藤美代は現場の苦労を書いている。

福島医大は十五日午後八時ごろ、避難指示区域の病院から精神科病院の患者二十一人を受け入れた。いわき市経由で予定より一時間遅れだった。患者には病院からの付き添いはなく、患者に関する情報もなかった。年齢、住所、病名は全員が不明。患者確認は持参した内服薬の薬袋でしたが、三人は氏名が分からなかった。病名も分からず、会話ができない、名前を呼んでも反応しないなど、意思疎通の図れない状況で、受け入れ終了まで二時間半かかった。

患者は寒い場所で長時間過ごし、食事もきちんとできていなかったので、全員に顕著な冷感がみられた。体温は三十四〜三十五度台、血圧も低く、測定できない人もいた。ほぼ全員に四肢拘縮（関節が固まって動けない状態）があり、自分で動くことはできなかった。また、ほとんどの患者の臀部《でんぶ》には褥瘡《じょくそう》があり、表皮がはがれていた。中でも危険な状態と判断した患者四人を個室二室にそれぞれ二人ずつ収容した。だが、翌日午前二時半ごろ、一人の容体が急変し、亡くなった。

齋藤は受け入れ時のことを振り返って「日ごろ、データがきちんとしてる中で仕事をしているので、情報が全くない状態で看護することに不安が募った。重症な精神科疾患患者の対応には精神科看護の経験者が必要」とし、患者への付き添いがなかったことに対しては「原発の状況を考えると無理な状況と考えるが」としたうえで「医療者は患者に責任を持って業務を行う。もし自分が同じ状況にあったらどう対応するか、日ごろから考えておく必要がある」と締めくくっている。

精神科医療について、福島県立医大教授の丹羽真一はこう書く。

第一原発から三十キロ圏内に精神科病床を持つ病院が五つある。三月十二日から十七日にかけて、原発の北にあった四病院（双葉厚生病院、双葉病院、小高赤坂病院、雲雀ヶ丘病院）は入院患者の移送を命じられ、休業を余儀なくされた。原発から南の高野病院も患者を他の病院に転院せざるを得なくなった。合計八百四十床もの精神科病床が事実上、なくなる結果となった。

病院が丸ごと避難を命じられる事態は、経営者も勤務者もほとんど誰も考えたことがなかっただろうが、日本には五十基を超える原発があり、大地震などで放射能被ばく事故が起きる可能性がある。仮定の話ではなく、リアルな話として、対処するためになすべきことを知り、考え、行動することが求められる。

十二日から県障がい福祉課職員と県立医大神経精神医学講座の職員が移送先確保のため何日も忙殺された。災害時の支援物資融通の協定はあるが、患者移送の近県病院間の相互協定が必要である。電子カルテは浸水したり、電源が破壊されると、何も進まなくなる。患者を移送する際、その患者が誰で、診断は何で、何を服用しているかといった情報を、患者移送の担架の上に載せられなければ、移送された患者を受け取る側は困惑してしまう。

齋藤も丹羽も、搬送の際、患者の情報が一緒に送られなければ受け入れ側の施設が対応に困ると書いている。丹羽は電子カルテの弱点を書いているが、今回の震災では、手書きのカルテも、キャビネットが倒れた後、地震の影響で散水を始めたスプリンクラーの水とか、配管が壊れて噴き出した水でずぶ濡れになり、使えなかったという話もある。患者に名札を付け、カルテの原本を患者と一緒に送り出した高野病院の判断の適切さがわかる。

一方、十五日の時点で、搬送する患者にとってスクリーニングの負担が大きいことが明らかになっている。それが高野病院の搬送時まで改善されていないのはなぜなのか。医大で起きたことを知らなかった高野病院は「想像力を働かせて」代表で一人の検査を提案した。

原発があるのはすべて双葉郡で、双葉郡には八町村ある。人口は約七万三千人。三十キロ圏は南相馬市の一部も含むが、人口の割に精神科の病床数が多い。

県立医大と県と厚生連が協力して地域医療を再構築しようと、二〇一一年四月から双葉厚生病院（双葉町）と県立大野病院を、主に入院医療を担う「ふたば中央厚生病院」と、外来中心の「ふたば地域医療センター」へ再編統合することが決まっていた。将来的には、四百十床規模の大きな病院に育てる予定だった。医大のスタッフが両病院の様子を書いている。

双葉厚生病院は第一原発から三・三キロにある。地震で貯水槽が破裂し、ガスのにおいが充満、三階の渡り廊下が崩落した。患者をストレッチャーやマットレスを使って一階の待合スペースに集めたが、津波警報で二階に上げた。深夜、新潟大病院のDMATが到着した。

その夜、原発から三キロ圏内に避難指示が出たことは伝わっていなかった。

十二日午前七時すぎ、テレビで「十キロ圏内の避難指示」というニュースが流れた。約二十人の自衛隊員、続いてタイベックスを着た警察官が到着し、避難業務に当たった。途中、原発でのベントのために屋内退避を命じられ、三時間近く作業が中断した。バスと自衛隊の大型双発ヘリで搬送した。バスが原発の横を通ったとき、ドーンと花火のような音がした。

1号機の水素爆発だった。

県立大野病院も第一原発から約四キロ。家が流されたり、家族と連絡が取れないスタッフが多く、医療人でありながら、被災者だった。十二日午前六時、原発が危ないと避難指示が出た。大型バスと救急車で二十キロ内陸の川内村の診療所に避難した。その直後、避難指示が拡大され、再度の移動が必要となった。後日、SPEEDIで川内村は空間線量が極めて高いことが示された。

事前に知っていれば避難経路は変えていた。

情報源は主にマスメディアで、正確な情報把握がなされない中、不安・恐怖だけが助長された。

高野病院と同じように三十キロ圏内にあったのが南相馬市立総合病院だ。第一原発からは北に約二十三キロ。災害拠点病院で、二百三十床、医師十一人の規模だった。震災時、同病院に勤務していた太田圭祐医師が『南相馬10日間の救命医療』（時事通信社）に、当時の様子を書いている。同書を元に南相馬病院の状況を紹介する。

震災発生から十時間、日付が十二日に変わったころ、福島赤十字病院の医師をリーダとするＤＭＡＴが到着、その後も次々と応援が到着した。

十二日午後三時三十六分ごろ、1号機が水素爆発したというニュースが伝わると、動揺が走った。病院内では、避難指示区域は広がる可能性が高いから入院患者を少しでも遠くに移送すべきだという考え方と、病院機能を維持して入院患者も病院内に保持するという考え方があった。結局、避難指示区域内にあった南相馬市立小高病院のスタッフも患者も受け入れた。病棟に空きはなく、会議室に布団を敷いて対応した。

十四日午前十一時すぎ、3号機が爆発。南相馬市立総合病院でも爆発音が聞こえた。これをきっかけに「病院スタッフを含め、自主避難をしていい。スタッフ全員、自分の判断で逃げるように」という通達が出た。約二百五十人いたスタッフのうち、残ったのは七十―八十人、三分の一程度だった。

十五日に屋内退避指示が出たことから、南相馬市内で診療を続けていた開業医や私立病院、薬局が相次いで閉鎖された。さらに、物資、とりわけ薬品が搬入されなくなり、医療崩壊に拍車を掛けた。

患者の搬送は十七日、病院の判断で実施された。十八日午後、松本龍防災担当大臣が病院に来て話を聞き、国の指示で患者の退避命令が出された。「国が関与したことから搬送は劇的に変わった。十九日朝、自衛隊のほかに全国の救急隊が患者搬送のために集まり、病院の入り口には信じられない数の自衛隊車両と救急車が並んでいた」と同書は記す。ドクターヘリも動員され、翌二十日には約百人の移送が終わった。

患者の搬送では、双葉病院の入院患者が最終的に五十人も亡くなったことばかり取り上げられるが、実際にはどこもきわどい作業だった。双葉厚生病院でも、ヘリで宮城県に移送した患者のうち二人が、移送した日と翌日に亡くなった。政府や県からの情報が不足していた。県立病院には午前六時に連絡があったが、厚生病院はテレビニュースで知ったという。このケースに限らず、情報が医療関係者にキチンと伝えられていないという不満をよく聞く。一方、政治家が乗り出すと、資源が集中投下されるというのはよくある話だが、入院患者搬送でも、それが見られたことがわかる。

意外に知られていないが、福島県では、県庁と県警本部の建物は耐震性に問題があると指摘されながら、ずっと放置されていた。福島市は震災で震度6弱の揺れに襲われた。災害対策の要になる県庁は一部が使用不可能になり、災害対策本部は県庁と道路を隔てた自治会館に設置された。電話回線は少なく、避難区域からの患者搬送がスムーズに行かなかった原因の一つという指摘もある。県警本部は全損扱いとされ、使用できなくなった。二〇一八年度末に新庁舎が完成する予定だ。

福島市と原発のある浜通りとの間には阿武隈山地があり、山間部を通る一般国道しか交通路はない。迅速に正確な情報を得ることが難しい場所で、全体をコントロールしたことになる。指揮を執る人間が現場の近くにいたのは自衛隊だけ、という指摘もある。

しかも、福島市は十五日午後二時半までは、空間線量が平常値とほぼ同じ毎時0・05マイクロシーベルトだったが、午後四時からは急上昇し、六時四十分には24・24マイクロシーベルトを記録した。年間に換算すると200ミリシーベルトを超える。その後、徐々に下がっていくので、実際には200ミリシーベルトも被ばくすることはなかったが、その時点では判断できない。県対策本部や福島医大では、多くの人たちが放射能の不安の中で、十五日から十六日にかけて仕事をしていたのだ。

第二章

高野病院を守る！

病院の歴史

　院長の高野英男は、一九三五年（昭和十年）、南相馬市原町区の眼科医の家に生まれた。東北大学理学部数学科に進学したが、「井の中のかわずだった」と、数学者の夢をあきらめる。数学者を目指す若者は多いが、院長に限らず、ほとんど実現しない。その後、数理哲学にひかれ、さらに「いろいろな学問を放浪」した。塾の講師や家庭教師をしながら古今の名著を読みあさった。次第に人間に関心が向かうようになった。

　仙台で七年弱暮らした後、人間への興味から福島県立医科大学に入学した。精神科で人間を知るのが目的だった。「大学では異質な学生でした。数学ができたので、教授に統計を任せられた。たとえば、この数字を入れたら有意差が出ないな、なんてことはすぐにわかる。それをt検定でのぞいてやると有意差あり、となる。そうしてまとめられた研究が、米国の学会で発表されたことがあります」。停電の夜、スタッフに語った「統計と女の涙はあてにならない」の名言は根拠があったのだ。

　学生時代、いわき市の精神科病院にアルバイトに行っていて、東北大の先生たちと知り合った。指導を受けたいと考えた県立医大の教授が、定年で辞めるころだった。それで一九六八年（昭和四十三年）、卒業と同時に東北大学大学院の研究生となり、精神医学教室に所属した。

「専門は精神病理、昔は異常心理といった。半ば、哲学みたいなものです。心の方から人間を知ろうとした」と言う。

東北大精神医学教室の教授は、てんかん学の権威和田豊治だった。教授から「君なら大丈夫だ」と言われて、医局に入る前に山形の病院に行った。それで医局に入るのが三カ月遅れた。医局生活が始まって一年ほどすると、秋田県大館市の大館市立総合病院に出ていた医局員を戻すため「三日でいい」と言われて行った。ここに一年。さらに、助教授に頼まれて秋田県立中央病院に行った。当時、東北地方で医学部がなかったのは秋田県だけ。県立中央病院を秋田大医学部の付属病院にする仕事を、当初は一人でやらされた。

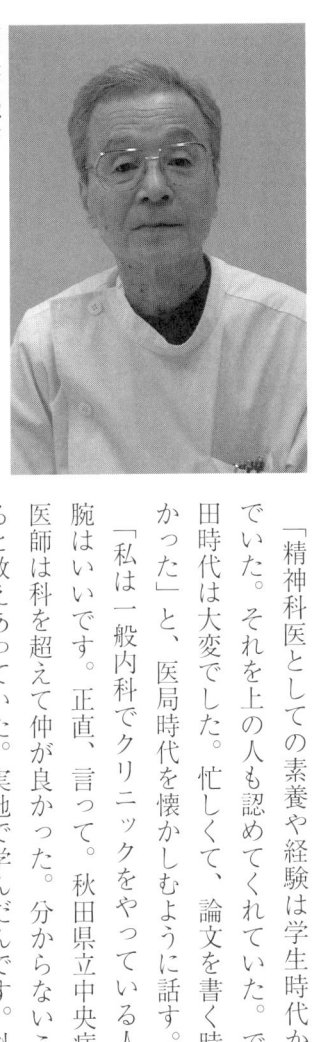

高野英男院長

「精神科医としての素養や経験は学生時代から積んでいた。それを上の人も認めてくれていた。でも、秋田時代は大変でした。忙しくて、論文を書く時間はなかった」と、医局時代を懐かしむように話す。

「私は一般内科でクリニックをやっている人よりも腕はいいです。正直、言って。秋田県立中央病院時代、医師は科を超えて仲が良かった。分からないことがあると教えあっていた。実地で学んだんです。外科はインターンのとき、山形で症例の多い病院を選んで行き、半年やった。最後は胃の手術などでは前立ち（第一助手ともいい、執刀医を直接介助する助手で、経験者が担当する）になった。難しい手術で、教授が来てやるようなときは、私は麻酔を担当した。外科の医局でもやっていける実力はあった。今でも、小さな傷だとか、気管切開とかはやります」

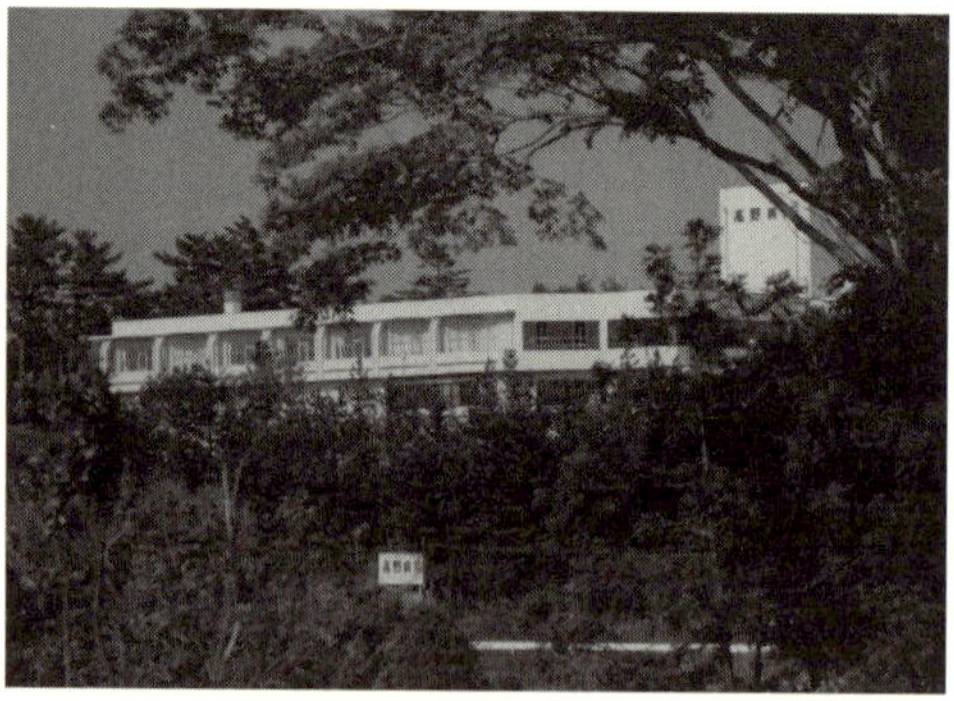

開院時の高野病院

その後、福島県に戻って、いわき市の新田目病院や喜多方市の昨雲会飯塚病院に勤務した。一九七八年（昭和五十三年）、いわき開成病院の病院長に招かれたが、わずか一年余で退職した。

「新しい病院の病院長を雇われマダムでやったが、こんなことをしていては精神科医としては駄目だなと思った。自分のやりたいことをやらなければと考えて、開業することにした。人間が好きだから、できるだけ患者と接している時間を長くするには、自分で開業しなければなりませんでした」

当時、病院の新設は地元医師会ともめることが多かった。そこで、浜通りにすでにある病院の近くは遠慮して、双葉病院（大熊町）と四倉病院（いわき市）の中間にあたる広野町を選んだ。どちらからも二十キロ程度離れている。丘の上の林を切り開いて建てた。

一九八〇年（昭和五十五年）九月に個人病院として高野病院が開院した。内科七十五床、精神科六十四床の計百三十九床だった。

開設当初から診療スタッフの確保には苦労した。院長が勤務医時代から教育した医療、検査、給食のスタッフと地元採用の介護スタッフでのスタートだった。当時は求人誌がなかったので、口コミ、職安の紹介、新聞の折り込みチラシで求人に努める一方、周辺よりも高い賃金を設定した。それでも三年目にはスタッフ不足で、病床を三十床以上減らさなければならなかった。人件費、求人のための広告費が経営上の負担になった。入院患者数は五年後には常時満床の状態になり、ベッド数も開院当時とほぼ同じになった。

スタッフ数をみると、設立した一九八〇年末は看護師三人、准看護師七人、ヘルパー三人、調理師三人、事務他六人、医師十人だった。医師は非常勤が多いので、いつも十人いるというわけではない。十年後の一九九〇年末は看護師三人、准看護師二十一人、ヘルパー十六人、調理師七人、事務他九人、医師六人だ。入院患者が増え、准看護師とヘルパーが多くなっている。二〇〇〇年末は看護師八人、准看護師二十六人、ヘルパー二十三人、調理師八人、事務他十人、医師十人。震災直前の二〇一一年二月末は看護師九人、准看護師二十四人、ヘルパー二十四人、調理師ゼロ、事務他十二人、医師十一人だった。看護師、准看護師の養成に奨学金を出すなどした成果が出た。調理は〇三年から外注したのでゼロになっている。

「病院の建設当時、原発は第一原発だけで、何も気にしていなかった。ここは藪山だったが、治療環境としてはよかった。海が見えるし、精神科病棟に行くと、夕日が沈むのもキレイに見えるんですよ。地震も津波も意識はなかった」

開院した年の四月、近くにある東電広野火力発電所の1号機が営業運転を始めた。

一九九五年（平成七年）九月に医療法人社団養高会の高野病院となった。その後、療養病棟、精神科療養病棟の増改築を行い、現在は、診療科目が精神科、神経内科、内科、消化器内科で、療養病棟六十五床、精神科病棟五十三床となっている。

入院や外来の患者は、地元の広野町だけでなく、北隣の楢葉町、南側のいわき市からも多く、この一市二町で九割を占める。

地元の医師会には入っているが、会合に「顔を出すことはない」。事務長の己保が代理で出ている。県立医大も東北大も、医学部の行事にも出ない。「医学で外に出るのは学会に行くときぐらい」だ。開業してから、学会で発表をしたこともない。

「あくまで臨床です。臨床だけです。実際に診ている患者の中には、論文にできる患者がたくさんいますが……」

スタッフ数変化の表

	看護師	准看護師	学生	ヘルパー	作業療法士	理学療法士	薬剤師	栄養士	調理師	臨床検査技師	事務他	医師	役員	合計
S55	3	7	0	3	0	0	2	1	3	1	6	10	—	36
S56	5	16	0	6	0	0	2	2	6	2	9	10	—	58
S57	5	16	0	11	0	0	2	2	6	2	9	10	—	63
S58	5	14	0	11	0	0	2	2	7	1	9	10	—	61
S59	6	19	0	8	0	0	2	2	6	1	9	9	—	62
S60	5	20	0	11	0	0	2	2	7	1	9	10	—	67
S61	5	18	0	16	0	0	2	2	7	1	9	9	—	69
S62	3	22	0	17	0	0	2	2	7	1	9	7	—	70
S63	2	24	0	20	0	0	2	2	5	1	9	7	—	72
H01	2	20	0	17	0	0	2	3	6	1	9	8	—	68
H02	3	21	0	16	0	0	2	3	7	1	9	6	—	68
H03	2	23	0	10	0	0	2	2	7	1	9	6	—	62
H04	4	26	0	16	0	0	2	2	8	1	9	6	—	74
H05	4	23	0	21	0	0	2	2	8	1	9	6	—	76
H06	4	23	0	21	0	0	2	2	8	1	9	6	—	76
H07	5	26	5	18	0	0	2	2	8	1	10	8	4	89
H08	5	27	8	17	0	0	2	1	8	1	12	9	4	94
H09	5	26	2	19	0	0	2	2	8	1	13	9	4	91
H10	5	24	3	23	0	0	2	2	8	0	13	11	4	95
H11	6	26	6	24	0	0	2	2	8	0	13	10	4	101
H12	8	26	3	23	0	0	2	2	8	0	10	11	4	97
H13	7	27	1	27	0	0	2	2	8	0	10	10	4	98
H14	8	27	0	27	0	0	2	2	9	0	12	8	5	100
H15	7	25	0	24	0	0	2	1	0	0	8	8	5	80
H16	7	26	0	25	0	0	2	1	0	0	8	8	5	82
H17	8	25	0	22	0	0	2	1	0	0	9	11	5	83
H18	7	26	0	23	0	0	1	1	0	0	8	11	5	82
H19	7	26	2	22	1	0	1	1	0	0	8	12	5	85
H20	8	24	3	26	1	0	1	1	0	0	8	12	4	88
H21	9	27	2	32	1	0	1	1	0	0	11	10	3	97
H22	9	24	3	24	1	1	1	1	0	0	10	9	3	86

じむちょーへの道

高野院長は福島県立医大在学中に妻朝子との間に娘が二人生まれた。長女と五歳違いの次女己保だ。

己保は一九六七年（昭和四十二年）五月二十三日に生まれた。珍しい名前だが「（江戸時代の国学者）塙保己一《はなわほきいち》から、付けた。保己一にほれ込んだというわけではなく、自分（己）のことを保って生きなさい、という意味です」と院長は説明する。

己保は幼いころ、秋田市の千秋公園を母と一緒に歩いて父の職場である秋田県立中央病院に行ったことを覚えている。「親子とも方向音痴で、病院の中で迷って霊安室に入ったこともある。カタッと音がして、キャーッと逃げた」という。

父が岩城精神医学研究所付属新田目病院に勤務することになって、七三年（昭和四十八年）にいわき市に引っ越した。新田目病院の旧病院に住んだ。母は給食室で食事の用意をし、病室を改造した部屋に二段ベッドを置いて子供部屋にした。閉鎖病棟があった所に卓球台があり、そこから常磐線が見えた。列車が通ると、鉄格子の間から手を振った。その後、同市内に自宅を建てた。

「私は勉強ができなかったし、しなかった。テストで零点を取ってました。よくても二十点ぐらい。できなくて怒らなかったのは父だけでした」。だが、その父は仕事が忙しく「ほとんど、うちにいなかった」。

中学時代、陸上部でハードルに夢中になった。県代表に選ばれ、東北地区大会に出たことがあるが、無理がたたったのか腰を痛め、院長に痛み止めのブロック注射を打ってもらっていた。陸上に夢中で成績はパッとせず、あわてた母が家庭教師を付けたほどだ。

人柄を語る、面白いエピソードがある。

「先生たちからおもしろい生徒だと、学級委員とか、生徒会役員とかをやらされていたんです。三年生になったら、急にクラスの誰からも口をきいてもらえなくなった。小学校のときから一緒だった子が先導して、口をきくな、と。私は部活がやりたかったので、そんなことがあっても学校に行ってました。誰としゃべれなくてもいいよ、という感じで。

修学旅行のとき、部屋の中で、いじめっ子グループの子の悪口になりました。私は『へえ、そうなんだ。でも、私はそうは思わないけど』と言ったんで

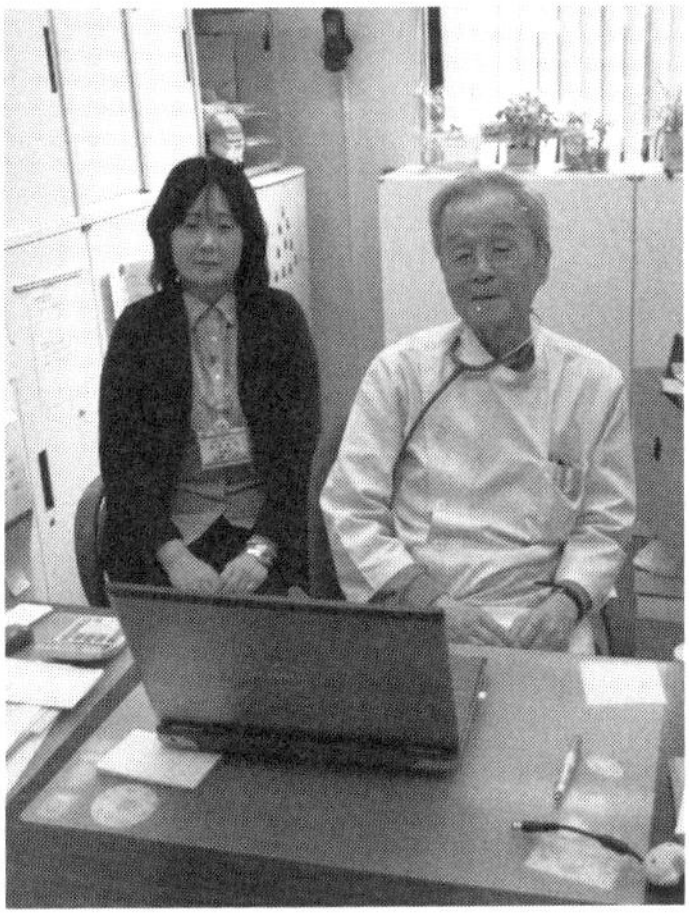

高野院長と己保事務長

す。そうしたら、寝てたと思ったその子は起きていて聞いていたんだって。次の日から手のひらを返したように私に近づいてきて、陸上の県大会に行くと言うと頑張って、と応援してくれました」

高校は姉と同じ磐城女子高校（現・磐城桜が丘高校）に入学した。地元では「磐女《ばんじょ》」と呼ばれる名門校だ。

「姉は才媛だったので、先生たちは私にも期待してたようだけど、宿題はやってこないし、授業はサボって部室にこもっているし。落ちこぼれでした」。教室よりも陸上部の部室が好きだという女子高生だった。「陸上ができなければ私の人生、終わりって感じ」

だが、中学時代に痛めた腰のために、ハードルをあきらめた。先生には恵まれたが、高校生活にもいい思い出はない。

高校一年の冬、知り合いの喫茶店でバイトをした。一週間やったが、「純情だったので『いらっしゃいませ』も言えなかった」と笑って話す。それでも、アルバイトはおもしろいと思って、駅前にあったマクドナルドに行きだした。そこで、マックのバイトにはまった。

「学校に行かなくてバイトに行くようになっちゃった。スターと呼ぶ、お客様係だった。客あしらい。これがおもしろかった。オールジャパン・クルーコンテストというのがあって、十九歳の時には、カウンター部門で地域優勝した」。高校卒業後、学校には行かず、マックへ。

「実は、結婚してからもやっていました」と言う。

「今のマックとは全然違います。それこそ、おもてなしですよ。スマイル0円のころは、お客のつかみが違っていました。常連をつかむか、つかめないか、まるでキャバクラのようですが、そんな感じでした。たとえば、あの人が来た、朝だからこのメニューだ、と注文を聞く前にオーダーを入れる。そうすれば、サッと出せる。あの人は帰るときフィレオフィッシュを十個持って帰るから、オーダーを出しとかなきゃと、来た瞬間、オーダーを入れる」

「お客さんにはいろんな人がいるから、いつも同じ対応ではダメじゃないですか。その人が何を求めているのかを瞬時に判断すれば喜ばれる。私はもともと、秘書体質なんです。この人は何を望んでいて、どんなサービスをすれば笑ってもらえるか。そういうのがおもしろかった」

バイトでもなれるマネジャーのトレーニングも受けた。現在の事務長の仕事ぶりや発想には、マクドナルド時代の経験が生かされている。

親の援助を受けるのがいやで、自分で稼いで生きていく、と決心し、マックに別れを告げ、東京の三省堂書店の就職試験を受けた。俵万智さんの『サラダ記念日』が話題のころ。面接で聞かれたが、読んでいなかった。ある部長が「田舎の書店にはまだ、並んでいないか」と言ってくれた。「すみません。まだ読んでなくて」と答えた。なんとか合格した。三省堂と聞いて一番喜んだのは本が好きな父だった。

「私が入ったころの三省堂は、男尊女卑で、立教大学閥だった。私は高卒（の資格）で入った。課長は認めてくれていて『高野さんが男だったらなあ』と何度言われたか分からない。でも、そう言われるというのは、ここにいても私には未来はない、ということです。それで、一年ちょっとで見切りを付けて辞めた。学歴と言われるのなら、専門学校でも行こうかと」。そのころ「秘書になりたい」と思うようになっていた。

三省堂では周りの人によくしてもらい、いろいろなことを教えてもらい、いい思い出しかない、という。送別会のときに常務が来てくれ「三省堂に勤めたことが嫁入り道具の一つになったかい？」と言われたのが印象に残っている。

東京・高田馬場にあった東京ソフィア外語専門学校の英文秘書科に入学した。一年の夏休みに短期サマースクールでアメリカに行き、すぐにホームシックになるようなメンタルの弱さを思い知った。二年で修了すると、ロンドンのピットマン外語学院の秘書科に入った。真面目に学んで、ディプロマ（卒業証明）を取った。そのときの仲間で、香港出身の友人とは今でも付き合いがある。彼女はイギリスで結婚し、イギリスにいる。「震災のときはメールをくれたけど、返事を書くのが大変だった。英語を習ったのはもう、昔の話だから」

イギリスで就職先を探したが、難しかった。一度日本に帰ってきたら「母ちゃんのご飯がおいしくて。すっかり、胃袋をつかまれて、まあ、いいか、と。ろくでもない人生を送ってますね」。笑顔で話す様子を見ていると、悔いはないようだった。

アルバイトにと、いわき市のＬＬ教室で英語を教えた後、ジオスのいわき校に移った。ジオスの教え子にアクアタイムズの大介とＯＫＰ―ＳＴＡＲがいる。二人は当時、磐城高でバンドをやっていた。クリスマス会に演奏を聴いたことがある。「今から思うと豪勢なクリスマス会でしたね」。夫博文ともジオスの生徒だったのが縁で知り合った。

「そろそろ、病院に来たら」と言われ、病院の事務室に入った。一九九五年ごろだった。

事務の人たちは、中学生のころから知っていた。高校入試の発表が終わった次の日に、はしかになって、それから肺炎になった。今もある重症患者用の１００号室に入院していた。最初は院長と事務長の秘書ということで入ったが、何もすることがなかった。次長が命名した「カラオケのんべの会」という独身の女性ばかりの会ができた。朝方まで飲んでいたこともある。

三十歳で結婚した。夫の博文は東京理科大大学院を修了していたが、当時の事務長から「（夫を）医学部に入れたら？」と言われ、博文は埼玉医大に入学した。己保は「半分は埼玉にいて、半分はこっち」の生活だった。その間に通信教育で佛教大学（京都）の社会学部社会福祉学科に進んだ。佛教大学のスクーリング初日に、ものすごい荷物を抱えて歩いていたら、巨体の男の子が「重そうだな。持ってやるよ」と声をかけてきた。それから次々と仲間ができた。弱気になると励まし、引っ張っていってくれた。「奨学金までもらい、学部長賞までもらえたのは、あの人たちのおかげです」。秋入学だったので二〇〇二年（平成十四年）九月に卒業し、病院では事務長代理になった。翌年十月三十一日に双子の娘が生まれた。〇五年に社会福祉士の資格を取り、精神保健福祉士も短期スクーリングに行って資格を取った。国家資格を二つ持っているので、資格要件の特例が認められて、特養花ぶさ苑の施設長もできる。事務長代理時代に資格を取りまくった。簿記三級、防火管理者、ボイラー技士免許……。危険物取扱者の資格は、ガソリンをドラム缶でもらうときに役立った。

無名の臨床医

院長の日常を紹介する。

起きるのは午前五時ごろ。疲れているときは四時半ごろに目が覚めてしまい、そのまま起きてしまうという。六時には病院に入り、夜勤者の申し送りを聞く。必要があれば、患者を診る。何もなければ二十分ぐらいだが、四十分ぐらいかかることもある。早く終われば、一度、病院の敷地内に建てられたログハウスに戻って少し横になる。

「昔から、朝食は食べない。コーヒーを一杯と卵を一個。水は飲みません。いわき市にいたころ、キーコーヒーの一番弟子と言われた人の所に通ってコーヒーの作り方、飲み方を教わった。コーヒーをいれるのが楽しみだったが、今はひいた豆を買って、いれています。習慣になってるんです」。卵は半熟で、自分で作る。

医師控室に入るのは、七時ごろ。このとき、お茶を一杯飲む。外来診察室に八時半から出ている。昼食は、職員と同じ給食を自分の部屋で食べる。「毎日、完食します」。午後一時から病棟をまわる。全員を診るのは毎週水曜日だけで、他の日は、ちょっと重篤になっている患者とか、急激に状態が変化している人などだ。そのとき、言葉を交わして様子をみる。「今まで元気だった人が、私が行ったときに表情が変わらなかったり、声を掛けても返事がなかったりすると、少し具合が悪いのかなと。そんな見方をする」。二時半から三時ごろまで診てまわる。

「内科も精神科も接し方は同じです。精神科よりもむしろ内科の患者さんと多く接している。それは、信頼関係をつくるためです。精神科の患者とは、一度信頼関係ができれば心配がなくなる」という。内科には認知症の患者が何人かいる。認知症でも記憶は残っている。「精神医学の教科書には認知症は精神障害だと書いてあるが、精神科に入れていないだけ。認知症のおばちゃんとはすっかり仲良くなっている」

医師控室にいるときは「もっぱら、書類書きをしてます。今は東電の賠償に関する書類が多い。外来の人もだし、入院患者も三カ月に一回、東電に出さなきゃいけない。診断書や通院証明書。すぐに書類がうずたかくなる。原発事故前は、何時間も書類書きに時間がかかることはなかった。余分な仕事です」と言う。

病棟を見て回った後、ログハウスに帰る。「待機です。まあ、意識はしてないが、ピッチは風呂に入るときも、シャワーを浴びるときも、手の届くところに置いてある。哀れだなあ、と思います」と言う。横から己保がいたずらっぽく「帰って飲むビールが楽しみなんです」。

夜は本を読んでやすむ。「疲れていると、六時ごろになるとうつらうつらして、ベッドに入る。残念ながら、パッと目が覚めると一時間半ぐらいしかたってなくて、また、本を読むんです」と笑う。体調について聞くと「軽い動揺はあります。でも、熱が出たり、せきが出たりはしない。(体調管理のコツは)疲労の取り方です」と言う。

己保は「病院に出てきたなら、どんなに具合が悪くてもちゃんとしろ、できないなら来るな、とよく言うんです。といって、出てこないと機嫌が悪いんだけど。本人も震災直後、腰を痛めていても、患者の前ではいつもと同じようにしていた。戦前、戦中の人は、私たちと基礎体力が違いますねぇ」と感心する。

数学から医学に変わって、戸惑うことはなかったのか。「私の場合は、医者になった最初から、患者のためにという気持ちだった。やはり、人を相手にするのが好きなんです」

趣味は読書だ。「本を読むのが好きです。ここで一人住まいをしていますが、万巻の書がいわき市の自宅にはある。読むときは一日一冊読む。専門書はもう読みません。たまに必要なときだけです。ミステリーとか、チャンバラとか、日本の作家。昔は古今東西の名著を読んだが、もう、読んでしまったし。現代のものはアンテナに引っかかってこない。今は（インターネット書店の）アマゾンで本を取り寄せている。便利になりました」

事故直後から高野病院にいれば放射能汚染の心配はない、と言っていた。

「私は理科をやっていましたから、放射能などの知識があります。それに、あの時期はすごい南風が吹くんです。だから（放射性物質は）みんな向こうに行っちゃう。原町の生まれなので、阿武隈山系はしょっちゅう歩いていた。浜通りの地理はよく分かっている。風や天気は体で感じる。雨が来るなとか。山はここ十年ぐらい行けないけど、それまでは自分の山と決めた西吾妻連峰を縦走してたんです」

院長と同じ南相馬市（旧原町市）出身の詩人若松丈太郎に「みなみ風吹く日」という詩がある。原発事故の十年以上前に「岸づたいに吹く　南からの風がここちよい」で始まる反原発の詩だ。地元の自然を知っていれば、適切な判断ができるのだ。

科学的根拠に基づかず、単純に同心円の避難区域を設定したことが、無用な避難と、避難すべき人の避難の遅れを招いた。混乱の原因は、ＳＰＥＥＤＩの情報が隠されたことにされているが、在野の賢者を見ると、責任を問われるべき人は、もっと多い。

うまくいった秘密を聞いた。「私を信頼して残ってくれたスタッフ。私一人が残ると言ってもできることではない。それから、町の方では、いろんな応援をしてくれる人がいたことです。店の鍵を預けてくれた人とか、多くの人の好意でできたと思う。でも、(町の方は) 敵半分、味方半分です」と苦笑した。

無理な患者搬送をせず、評価されている。「ここに来てからは、地域の無名の臨床医としてずっとやっていきたかった。それが夢だった。注目されるようになって、ガッカリしている」と真顔で話す。己保によると、開業時につくった名刺百枚が震災のときまで残っていた。名刺の郵便番号が五桁で、驚いたという。「患者と接するときには名刺は必要ないですから」と院長は笑う。

今後について。「ひっそりと患者と向かい合っていく日をずっと続けたい。続けられるかどうかは今後の問題だが。まず、スタッフの数です。人の問題が解決すれば、続けられる。新しく来た人も仲良くやっているが、やはりよく分かっている看護師がいるのがいい。私もやりやすいし、患者さんも知っている看護師だと違う」と、避難して、離れていったスタッフを懐かしむ。

最後にこんなことを言った。

「学生時代の寄り道は医師になって役に立っている。私はエスカレーターでスーッと医師になった人は、どうも好きでないですね」

「本当はまだ、学者にあこがれているんです。自分の部屋に閉じこもってラテン語の本でも読んでいたいなあ、と」

影がある

己保は、産後、体質が変わったのか、喘息になった。吸引器を持って歩いていたこともある。三月十一日に病院内を走っているとき、発作が出たのかと思ったのも、そのせいだ。震災前から、己保は肩こりがひどかった。安定剤のデパスを飲むと、緊張が取れて、肩こりに効いた。

震災直後、給食をつくるときに重い鍋を使い、関係機関との連絡で携帯メールを使い続けたため、左ひじが腱鞘炎になった。寒い中病院に泊まり続けたせいか、ずっと体調が悪かった。

「何かあったとき、薬をのんでいて眠っていたら大変」と思って、薬も飲めなかった。満身創痍《そうい》という感じだ。五月ごろまでは気が張っていたからもった。七月になると、無理が右膝に出た。痛みがひどく、歩くのも大変になり、関節注射を打ってもらった。

十月になると、スタッフがポツポツと戻ってきた。十一月には東電との和解が成立、当面の資金のめどが立ったところで検査に行くことにした。

エコー検査の結果は「三つ、影がある」。白黒の画像を見せられた。「本当にポツポツポツ、と。何だろうこれ、というものがあった」。思いがけない診断だった。医者の言葉が追い打ちを掛ける。「手術をしますか」

「切っている時間はないので、余命を全うするのかな」。病院と心中だと覚悟した。それでも「腫瘍マーカーの値は低い」という結果を頼りに、もう一度、検査を受けてみたかった。担当医は手術をすると言わないと紹介状を書いてくれそうもなかったので「オペします」と言って書いてもらった。一緒にデータをもらって帰った。

近くで検査をすると、うわさになるのがいやだったので、杏林大の先生に相談した。十二月、杏林大でもう一度検査をしてもらうことになった。

杏林大ではＭＲＩ（磁気共鳴画像装置）などの検査を受けた。学長の跡見裕が診察室にいたので驚いた。結果は「誤診」。ＭＲＩでは影は見あたらなかった。再検査をして良かった。

このとき、娘たちも大学病院に連れて行った。お絵かき帳を渡して「誰にもついていってはダメよ」と言って、待合室に残した。終わったら、ちゃんと待っていた。検査後にジブリ美術館に行く予定で、午後四時からの予約を取っていた。その日は三鷹に泊まって、翌十一日にはピューロランドにも連れて行った。がんの再検査のついでに子供と遊ぶ予定を入れているとは、腹が据わった人だ。

がんではなかったが、体調不良の治療は必要ということで、福島県立医大を紹介してもらった。その治療の影響でポッチャリしてきた。「もうちょっとゲッソリしていれば、同情もしてもらえるんでしょうけど」と副作用も笑い飛ばしている。

己保は母朝子と双子の娘と一緒にいわき市の自宅に住んでいる。だから、家事は朝子任せ。震災後は娘たちの面倒もみてもらった。

娘たちは二〇一〇年に小学校に入学した。己保は娘たちを車に乗せて、小学校の校門まで行き、七時半になって校門が開くと、娘たちを置いて車を出す。娘たちは、手を振りながら「お仕事頑張ってね、気を付けてね、早く帰って来てね」と言って母を送る。よその子供たちは、車から降りるとそのまま振り返りもせず校舎に入る。「『早く帰って来てね』がつくようになったのは震災後からかな……」と己保は思う。朝の通勤時間帯だと病院まで一時間弱かかる。始業ギリギリの出勤だ。迎えは母に頼んでいる。

震災前は午後五時に病院を出て、スイミングスクールに娘たちを迎えに行くこともあった。残業しても、病院には午後七時までいるかどうかだった。土日は休みが取れ、週末は娘たちと遊ぶことができた。

震災で延び延びになっていた娘たちとの旅行は、十月に実現した。花ぶさ苑の施設長を引き継いだことから、新潟に避難しているケアマネジャーに会いに行った。電話で「戻れない」と言われていたが、残務整理もあったので話をする必要があったのだ。十五日に娘たちも車に乗せて新潟に向かった。ケアマネジャーと相談した後、新潟に一泊した。翌日は新潟市水族館マリンピア日本海に行って、一緒にプリクラを撮った。ラッコも一緒に入った写真には、娘がピンクの文字で「たのしい♥♥」と書いた。せんべい屋にも行った。以来、出張の際には連れて行くようになった。震災で行きそこなった、国営ひたち海浜公園にも一三年の夏に行った。

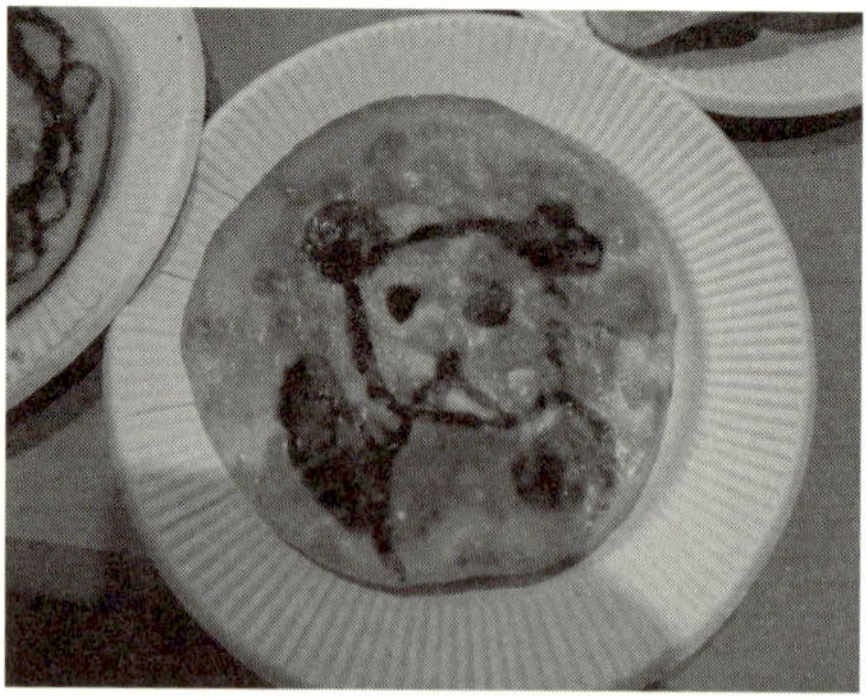
久しぶりの旅行で娘がつくったせんべい

「仕事をしていないときは全部、子どもです。チャンスがあれば一緒に出掛ける。母が家事をしてくれるので、休みの日に出かけても心配ないのがありがたい」

娘たちを利用することもある。

一三年八月六、七日に東京に行った。七日午前中は、子ども向け復興庁見学ツアーに参加した。限定二十組だった。大臣は福島県選出の根本匠だ。ツアーでは絶対に大臣室には行くだろうと思い、名刺を用意していた。

「いい具合に、大臣が大臣室に案内してくれ、子どもたちに名刺を配ったんです。そこで私も用意した名刺を渡して立ち話をしました。大臣は『広野ね。医療は大事だから、わかってるよ』と言ったんです。こちらのことを認識してもらって、後で病院のデータとか要望、本なんかを送りました」。作戦は良かったが、「なんにも反応がない」。相手が悪かった。

ツアーは津波被災地の復興の話が中心だった。説明役の人が「何か質問はありますか」と聞いた。すかさず己保は「双葉郡になぜ、出先機関を置かないんですか」と言った。パアーっとメモして「ご意見としてうかがっておきます」と言われた。出先機関はいわき市と南相馬市にあるだけだ。「なりふりなんか、かまってられないんですよ」と笑う。その様子をブログにも書いた。

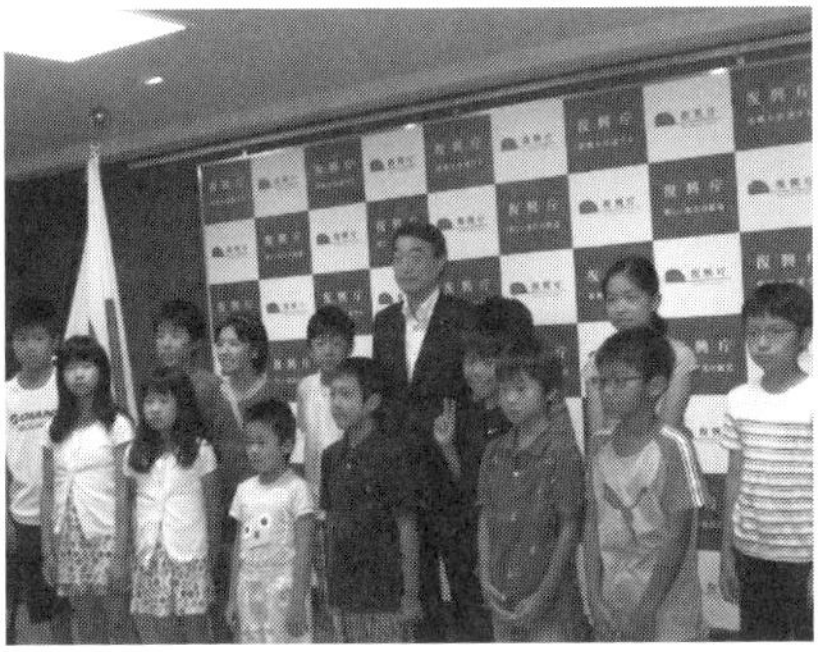

大臣と一緒に復興庁ツアーに参加した子どもたちが記念写真を撮った

こんなところに行ってきましたぁ

2013年8月9日（金）

あつーい中、こんなところに出没してきました。
大臣記者会見する「復興庁」のバック
そしてそこで満面の笑みの
福島県選出!!　根本復興大臣!!
皆さんがお仕事をされていましたぁ

ここでは復興予算を練っているようですよぉ。

時々はここから飛び出して、現地を見に来てねぇ～。きっとよい予算案ができるよぉ～

すっかりオノボリサン……童心にかえって挙動不審になっていたじむちょーに、根本復興大臣は「医療は大事だからね～」と。

なんで復興庁の支所は双葉郡にないんですかぁ?? なんて担当者に聞いちゃったけど……大臣にはばれてないよね??

被災の状態も、復興のなされ方も、決して一つではありません。

どうかご理解いただき、復興庁みなさんのお力を発揮してくださいね。

これからもよろしくお願いいたします!!


前日の六日は、スカイツリーに上った。「好きなものを食べていいよ、好きなものを買ってあげる」と娘たちに言った。そのかわり「復興庁のツアーで、何かありますかと言われたら、お母さんが大変だ、病院が大変だと言えって、そう言ったんだけど。大臣から聞かれたときは何も言えないんですよ。感想を書いて、と言われたときには、娘たちにそう書かせましたけど」。

一三年にも健康問題が起きた。一月、自宅で突然倒れた。うまく動けないので寝ていた。一週間ぐらいたって、高野病院でＣＴを撮ってみた。「硬膜外血腫」。このときの画像を記念にもらったと笑うが、これは頭部の外傷では重症だ。画像を見てから福島市で開かれる被災病院協議会に車を運転して行こうとした。気づいた菅野があわてて追いかけ、高速道路に入ったところで菅野が運転する車に乗せてもらった。

明るく、活動的な事務長ぶりだが、それは一面でしかない。

己保にはどうしても忘れられないことがある。子供を連れて避難していた看護師に戻って来られないかと聞くと「こんなことがあったから、子供も不安だろうし、（私も）子供のそばにいてあげたい」と言って断られた。看護師には四人の子供がいて、一番下は己保の娘たちより一つ下だ。

「一瞬、双子の顔が浮かんできたんです。でも、私にはその選択はできない。うらやましいとは思わなかったが、穏やかではない感情でした。うーん、やっぱり、うらやましいのかな」

娘へ

己保自身は、スタッフたちは、怖くなかったのだろうか。率直に聞いてみた。

「ここにいて、津波や原発は怖くないですか」

意外にも、すぐに返事が返ってきた。

「この前もそうですが、ここは丘の上で津波は怖くないですよ。でも、原発事故は……」。ちょっと考えて「最近は震度3や震度4は慣れて、テレビで福島第一原発に影響はありません、と聞いて終わりにしています。ただ、先日、夜中に大きな地震があったときは、自宅から車で病院に向かいました。途中のコンビニで食料を買い込んでから」と言った。

「スタッフの人たちは院長の説明で安心して、放射能を怖いと思っていなかったのですか?」

と続けると、

「わかりません、そんなこと話に出ることもなかったですね」

やはり不安を抱えながら仕事をしていたのかと思い、確認しようとしたら、己保は寂しそうにほほえんだ。

「娘に負い目があるんです」

沈黙があった。そういえば、どんな話のときでも笑顔だったな、と思い返す。目でうながすと、

「うーん。負い目と言ったら変ですが。子どもたちに影響が出るのか、出ないのか。将来。誰にも分からないですから。誰も本当のことを言っていないし、何が本当のことか分からないですから。放射能は……。うち、木造だから風がピューピューで、線量の高い地域ですから。

母から、知り合いが栃木に避難するというので荷造りしたけど、と連絡があった。それを、今、出る方が危ない、と止めた。学校にいるときは、運動会のときでさえ、娘はマスクを外さなかった。本人たちは風邪予防と言ったけど、インフルエンザの時期はしてませんでしたし。

あの子たちの外部被ばくは三カ月で0・5（ミリシーベルト）でした。十五日あたりはすごく高かった。ずっと外にいた私が1・1だった。だから、嘘くさい。もっと高いのかもしれない。

自主避難している人から見れば、自分の仕事のために子どもをいわき市に置いておいた私は悪人ですよね。ツイッターとか見ていると、そう思います」

第三章

負けちゃいられない！

3月27日　ブログ

二十六日夕、病院で手いっぱいの己保が怒りを覚えるメールが届いた。

タイトルは「大変！」。娘の担任の先生が異動になる、という連絡だった。担任からもメールが届いた。異動の理由は「講師は五年以上は同じ学校には勤められないから」と書いてあった。メールには、子どもたちの安否も分からずに異動を命じられた無念がにじみ出ていた。「高野さんが大変なときにすみません」という言葉もあった。

異動のことでママ友との間でのメールが増える。一人は「宮城」一人は「大阪」からだった。

二十九日、小学校の始業式が四月六日に決まったとの連絡があった。宮城や大阪に行っていたママ友も帰ってくると連絡があった。子どもたちは再会を楽しみにしているという。

その後、学校から「登下校時は帽子とマスク着用」「できれば保護者が一緒に登校し、通学路の安全を確認してほしい」などという連絡があった。

四月二日、九州に避難したママ友から「子どもは九州の学校に一時編入することにした」とメールがあった。「どうか、お元気で！」というメッセージは、被災地とその他の地域の差を思い知らせるものだった。

ブログを更新したことから、マスコミ向けにもコメント出すことにした。

報道につきまして

２０１１年３月27日（日）

高野病院事務長の高野です。

ブログを更新してから、みなさまのあたたかい励ましを沢山いただきまして本当にありがとうございます。言葉では言い表せないくらい感謝しております。

みなさまからのメッセージは私たちスタッフの元気の素になっております。

高野病院は原発から二十キロ～三十キロの屋内待機エリアとなっておりますが、先日このエリアでも、自主避難促進という政府の方針が報道されました。

このため、高野病院にもたくさんの報道関係の方たちから取材の申し込みを受けております。

ここで、高野病院院長高野英男からみなさまへコメントをお伝えさせていただきます。

私たちは、ひっそりと、淡々と、スタッフと一緒に、毎日の責務を果たしているだけで、できればそっとしておいてください。

これが高野病院からのお答えです。

これはブログの前半だが、これを読んだのか、初めて取材を申し込んでくるテレビ局や雑誌社もあった。すべて断った。院長は「美談なんて一年経てば忘れられる。だから、最初から出ることはないんだ」と言った。

だが、インターネット上では、さまざまな噂が飛び交った。取材拒否だけでは実情は伝わらない。そんなとき、共同通信から電話がかかってきた。己保は取材を受けた。翌日の四月一日のスポーツニッポンに記事が載った。己保のマスコミデビューだった。

福島第一原発から二十〜三十キロ圏内にある福島県広野町の高野病院は、政府が三月二十五日に自主避難を促し、他の病院が退避した後も医師らがとどまり、寝たきり患者三十五人の治療を続けている。「わたしたちが最後のとりで」と事務長の高野己保さん。放射線量を毎日測って安全を確かめながら、患者の命に寄り添っている。

厚生労働省はこの区域に屋内退避指示が出て以降、入院患者らの災害弱者を圏外へ優先的に移送。高野病院でも入院患者百八人中五十四人が他県に逃れた。他に家族に引き取られた人や地震後に亡くなった人がいて、本人や家族の意向で残ることを希望したのが三十五人。(実際には三十七人)いずれも容体は重く、動かせば生命の危険がある。人工呼吸器を付けた人もいるという。

「患者さんがいる限り、医療を続けたい。スタッフは不眠不休でケアしている」と高野さんは話す。残った職員は約三十人。地震後、いったん避難した看護師や介護スタッフも「患者さんがいるから」と続々と戻ってきた。中には原発に近い自宅に戻れず、避難所から通う職員もいる。

町は人影が消えて商店は閉まり、物流は途絶えた。だが近所のスーパーの社長が逃げる前に「店内の商品は自由に使って」と鍵を渡してくれた。自衛隊も物資を運んでくれる。それでも「いつまでお世話になれるのか」と高野さんの不安は募る。町は役場機能ごと福島県小野町に移転し、町職員が放射線量を測る線量計を置いていった。

「自主避難といっても、ただ『逃げろ』と言う政府の方針は無責任。納得できない」と高野さんは憤る。「このままではこの町も、ここの医療も崩壊してしまう。国には町の姿をちゃんと見に来てほしい」と訴えた。

方針転換をしたので、四月一日のブログでは、マスコミに対して「質問があれば事務長高野己保に連絡を」と携帯電話の番号を公開した。

正しい高野病院について

2011年4月1日（金）

病院に以前から、沢山の取材の申し出をいただいておりました。とてもありがたいことでしたが、その都度、院長の方針を理由にお断りさせていただいておりました。

しかし、最近になりまして、ネット上に誤った書き込みが見受けられるようになり、それらを打ち消すには、お話をするしかないのではないかと思うようになりました。

院長は「私は、生涯、無名の臨床医として終わるべく、当地でひっそりと精神医療、地域医療、老年者医療を続けていたのですが、今回の災害でマスメディアから注目される様になったことは極めて遺憾」と言っておりますが、誤った情報で、患者さん、スタッフを不安にするのは、良くないことだと思います。

このブログに書いてありますことがすべてでありますが、何かご質問等がありましたら、事務長高野己保（みお）までご連絡ください。

一番良いのは病院を見に来て下さい。

このような災害の中にあって、荒れることなく整然とした病棟で、さっそうと働いている院長はじめ他のスタッフをどうか見てください。何より当院で医療を受けていらっしゃる患者さんの様子を見てください。私たちがどれだけ地域医療に力を注いでいるかをご理解いただけると思います。

私はこの場で、ありのままの正しい高野病院を発信し続けます。

どうぞよろしくお願いいたします。

（前半は省略）

屋内退避指示区域の広野町に訪ねてくるマスコミはなかった。「ちゃんと見に来てほしい」は、マスコミにとって耳の痛い言葉だ。

事態が変わるのは、緊急時避難準備区域となった四月二十二日からだ。NHK、テレビ朝日、フジテレビなどが来た。

テレビ局に頼まれて、己保がスタッフに「テレビに出られるわよ」ときいても「いや」「絶対、イヤ」。松本は「うちらは普通にやっているだけ」と言い切った。

今から思えば、病院の名前を売る絶好のチャンスだった。だが、あえて、それをしなかった。「名前を売ろうという気がもともとなかったんですよ。みんな『そうだよね。一年たったら、誰も覚えていないよね、ハハハ』という話になっていた」と己保は言う。「あのころ、マスコミに出ていたら、今ごろどうなっていたんですかね。いいことがあったかもしれませんが、たたかれたかもしれませんね」

二十七日のブログに話を戻す。報道の話の後ろに、もう一つ、大きな問題が書かれていた。ブログの後半を紹介する。

搬送の打ち合わせの際に、「看取り」という言葉を何度も聞かされました。残るのは「看取りの患者さんなんですね」というのが担当者たちの決まった言葉でした。

そのたびに私たち高野病院スタッフは、憤りを感じておりました。私たちは、患者さんが安楽に少しでも長く生きていただくためにできるだけ良質の医療を提供しています。

もちろんご高齢の患者さんが多いので、急変もあります。しかし、最後まで諦めずに医療を行っているのです。重ねて申し上げますと、「看取り」ではなく、「医療」を行っているのです。

私たち高野病院スタッフは、患者さんのそばに寄り添い、院長の言葉通り、淡々と毎日の責務を果たしているだけです。

このような中で、確かにスタッフの数は少なく、資源にもかぎりはありますが、いつもと同じ業務を工夫しながら成し遂げております。

みなさまのご理解をいただきたくお願い申し上げます。

「看取り」について書いたのは「ナースが怒りまくっていたので、それを静めるために」と言う。

「ブログを書く理由は、対外的な宣伝もあれば、中の人たちを納得させるためもあれば、中の人たちの指導という面もあるんです」と己保は白状する。当初は宣伝、つまりスタッフを集めるのが目的だったが、内部で読まれていることを意識して、利用するようになったのだ。さすがは事務長。笑顔の裏は、なかなかしたたかである。

それにしても論調がきつい。

「看取りというのは、何もせず、お亡くなりになるのを看る、というイメージです。私たちはよくなることはなくても、少しでも楽に過ごせるように医療をしている。それを『どうせ亡くなるんでしょ』というような表現をされると怒ってしまう。自分たちの看護に対する姿勢、プライドを傷つけられる。一生懸命医療をしているのに、何もしなくても同じだ、と言われたようなものなんです。専門家であるはずの厚労省やDMATの人でも『看取りの患者さんなんですよね』と言っていたんです」

「私たちのような地域医療で老人を看ていると、最期まで最善を尽くさなきゃと思うんです。それをねぇ、あっさり、看取りと言われてごらんなさいよ」

看護師の気持ちを代弁したと言っていたが、説明しながら己保は興奮してきた。スタッフの怒りは、己保の怒りでもあることが分かった。

ブログには書かれていないが、己保が「高齢の患者を無理に輸送すると生命に関わる」と訴えたとき、厚労省の担当者は「死んでも仕方ないでしょ」と言った。この時のメモを己保は今も持っている。「それは看取りだと考えているから、地域にいないから言うことだ」。「この人たちは死ぬ人だから生きる人は逃げなさい、と。それを医療関係者に言うのか」。己保は怒るが、それが原発災害の非情さなのかもしれない。

高野病院の入院患者には八十代から九十代の人が多い。「併設の花ぶさ苑では実際、延命治療をしないという『看取りの同意書』をもらっている。でも、ここは病院だ」。己保はこだわる。

この日、ブログをもう一つアップしている。

タイトルは「花ぶさ苑・高野病院スタッフのみなさま」。

高野病院・花ぶさ苑スタッフのみなさま
体調をくずしていませんか??
お元気におすごしですか??

避難生活は大変かと思いますが、どうかお体に気をつけてがんばってください。

何か困ったことがありましたら、ご連絡ください。

高野病院は患者さんがおりますので、スタッフも少しずつ戻ってきています。避難所から通勤している人もいるよ。いわき市内だったら病院バスが送迎しているよ。運転手さんも毎日張り切っているよ。

遠くに行っているみんな、早く帰ってこれるといいね。みんな待っているからね。戻ってきたスタッフはみんな元気にしているよ。

相変わらず、笑い声が響いている病棟だよ。院長も、施設長も、事務長も元気だよ。

どうか、どうか、お体に気をつけて、ここに帰ってきてね。


コメントが二人から寄せられた。共にかつてのスタッフだった。一人は「読んでいて涙が出ました。何の力にもなれなくてごめんなさい。笑いの絶えない、整然とした高野病院。目にはっきりと映ります」と書いた。

病院の電話はなかなか使えるようにならなかった。ブログには携帯電話番号を載せたが、いたずら電話はなかった。今は携帯電話の代わりに病院の代表番号を載せている。

3月28日　福島准教授

患者三十七人を全員、一階の病棟に収容した。三月二十七日からはお風呂が使えるようになった。一階にいれば、普段の状態に戻ったようだった。

「病院にシャボンの香りが充満した日は、なんとなく忘れられないんですよ。病棟の突き当たりの明るさも」

浴室は一階と二階にあり、当時は一階のだけを使った。患者の入浴時間は昼間なので、太陽の光が病棟に差し込んでくる。己保に、その明るさに気づく余裕が出てきたのだろう。

入浴再開では思いがけないことがあった。当初は二十六日からと考えていたが、ずっと使っていなかったボイラーが暖まるのに時間がかかり、入浴時間に間に合わなかったので一日延びたのだ。

「みんなで、それは考えてなかったねと笑ったんです」

福島県立医大准教授の福島俊彦が二十八日、前触れもなく訪れた。福島はＤＭＡＴのメンバー。院長が案内した。地震で壊れている病院が少なくない中、建物は無事で、シャボンの香りまでする病院に驚いているようだった。

後日、福島から「病院を見て、あまりにも普通であったため拍子抜けしてしまった。もちろんみなさまが、普段以上にがんばっておられる成果だと思う……」といった内容のメールが送られてきた。

福島が「普通にやっている病院がありますよ」と厚労省で話したことから、高野病院を訪ねてくる人が現れた。厚労省大臣官房企画官の迫井正深と主査で、Ｊヴィレッジに来たついでに寄った。

Ｊヴィレッジは楢葉町と広野町にまたがってあり、福島第一原発からは二十キロの距離にある。事故直後から前線基地となっていた。二人はともに医師で、福島もそうだったが、院長の説明を聞きながら、床の掃除が行き届いていることに感心していた。帰り際、玄関でスリッパを脱ぐときまで「いやあ、きれいですね」と繰り返していた。

福島から話を聞いているはずだが「何もない野戦病院のイメージ」があり、早く避難させなきゃという思いで来たのではないか、と己保は推測する。二人が高野病院の前に視察したＪヴィレッジは、まさに野戦病院の状態だった。医療環境を整備したのは、四月に入ってからだった。

ところで、病院の管理状態を知るのに掃除は大事な要素なのだろうか。

「私はよその病院に行くと、床のほかに、患者さんの周りのテーブルも見ます。テーブルの裏側も、ベッドサイドの柵も見ます。病院の掃除は外部に委託しますが、それでも、病院の質はそういうところに出ます。患者さんについては、襟首ですね。見えないので汚れやすいんです。結構、病院で差がありますよ」

清掃スタッフが一生懸命掃除をすればきれいになる、というものではない。医師、看護師、介護士ら病院のスタッフがみな、清潔にしようという意識がなければ難しい。だから、病院のレベルを表すことになる。

こうした視察の際、スタッフが直接ほめられているのを聞くことは少ない。己保はナースステーションやら介護部やら、あちこちに顔を出しては「今、こんなこと、言われたよ。よかったねぇ」「ほめられたよ」と言って回った。士気を高める方法だが、それ以上に、己保自身がうれしかった。清潔感は己保のこだわりであったからだ。「保健所の病院の監査でも、病院くさくないと言われるんです。病院に入ると、病人特有のにおいがあるんですが、それがにおわないんです」と言う。

高野病院では、掃除は外部の業者に委託していた。だが、原発事故で業者が引き揚げ、介護部のスタッフが代わって一生懸命やっていた。それだけに、福島らの評価はうれしかった。

当時、警戒区域の見直しが話題になっていた。見直しで避難区域が拡大され、高野病院も退避を迫られることになるのか、それが病院関係者の心配事だった。だが、来訪者からは何も情報はなかった。

震災前、地方の民間病院である高野病院は、霞が関にある厚労省とは縁がなかった。それが、追井をはじめ幹部が相次いで訪ねてきた。すべては福島がやってきて、様子を伝えたからだ。

一方、全町避難した広野町役場や、福島県庁の担当者が姿を見せることはなかった。

院長も己保も全く知らなかったが、福島第一原発の事故収束作業が進む中で、ちょうどこのころ、救急医療体制の整備が課題になっていた。『医師たちの証言』（谷川攻一ら編著、へるす出版）によると、第一原発の免震重要棟には医療用のスペースさえなかった。四月になってJヴィレッジのメディカルセンターの整備を話し合ったが、施設は地震で一部壊れていた上、電気も通じていなかった。

院長も己保も、国や県、東電から、高野病院を使いたいという打診は一度もなかったと言う。高野病院とJヴィレッジの距離は数キロで、二十キロ圏外にある。第一原発から救急患者を搬送する時間にそれほどの差があるとは思えない。十九日午後からベッドが三十床余空き、二十一日からは二階は丸ごと空いていた。地震の被害もなく、救急医療に必要な設備もある。医療機器も不十分な所でなぜ、救急医療活動を続けたのか。ＤＭＡＴの中心メンバーで広島大学教授の谷川は、本の中で「半径四十キロメートルは無医地区同然なのである」と書く。

3月30日　被災地スタイル

月末が近づくと、病院の事務室は診療報酬の請求という大変な仕事がある。国保連（国民健康保険団体連合会）などに請求を送る。それをやらないと病院にお金が入ってこない。事務室の次長は茨城県つくば市、主任は会津地方に避難していた。避難先の事務職員と相談して、楢葉町から会津地方に避難している女性職員が出てくれることになった。職員は両親と小学生の子どもと一緒にいるはずだった。

ふだんは分業でやっていて、主任がまとめて別の事務員がチェックし、最終的に次長が見て、事務主任が国保連などに送る、という流れだった。月末から翌月初めまで数日かかる仕事だ。女性職員はチェックを担当していた。

職場復帰ではないのだが、女性職員は三月二十九日、会津若松からバスに乗って来てくれ、病院に泊まり込んで仕事をした。カルテを転院先に送っていたのでとくに煩雑だった。事務職員は事務長の己保だけしか残っていなかった。四月になって次長、主任も出て、三人が一緒にやった。

女性職員に避難所の様子を聞くと、病院の中よりも大変で「水の使用に関して、いろいろな規制をかけられた。歯磨きもダメなんです」という。己保が避難所の待遇に怒ると「でも、受け入れてくれている方も被災していたりして、少なからず大変なんですよ。だから、私たち避難している人を中心では考えちゃいけないと思うんですよ」とさらりと言った。こんな状況でも相手を思いやる言葉が出てくることに己保は感激した。一方で避難所にいた保健師に病院に行くと告げると「一回行ったら、もう帰ってこないでね。放射能付けて。だいたい、病院やってるの？」と、暴言を吐かれたと言う。

己保は、これだけは黙っていられないと、楢葉町役場に電話して抗議した。「あのころはまだ、避難所に帰るにはスクリーニングした証明書がないとダメだったんですよ。でも、保健師ですからね」。楢葉町は北隣の町で、スタッフも患者も住む町だ。だからよけいに悲しかった。

己保は二十九日、震災以来初めてシャワーを浴びた。「どこもかしこもカサカサで、（荒れた肌が）水をはじきました」と親しい女性事務長にメールした。

翌三十日、職員への給与を支払うため、いわき市の銀行にお金を下ろしに行った。

給与は二十日締めで、月末払いにしていた。給与の支払いは振り込みで、いつもはインターネットバンキングですませていた。業者への支払いもそうだ。わざわざ支店まで出かける必要はなかった。だが、震災の影響で、スタッフの給与振込先の金融機関の支店が津波で流されたり、原発事故の影響で営業していなかったりすることが少なくなかった。

勤務表といっても、停電でタイムカードは使えなかった。給与計算は南相馬市の労務士事務所に頼んでいたが、とてもできないので、前月分のデータで給与を払った。給与以外には大きな支出はなかった。「水は運んでもらったし、電気は仮設で、どちらもタダだったんです」と笑う。が、病院にも現金を余分に置いておきたかった。引き出し額は五百万円ぐらいになった。

取引先の七十七銀行原町支店（南相馬市）は第一原発の北にあり、国道6号では行けない。そこで普段は行くことがない七十七銀行いわき支店で下ろすことにした。

いわき支店には顔見知りの行員はいない。事前に原町支店に電話して、いわき支店に行くことを伝えてもらった。己保は車を運転して一人で行った。

「被災地スタイルです。スパッツにチュニック、その上にパーカーという服装で、すっぴんで。服装を見ると、誰も大金を持っているとは思わない格好だけど、行員に怪しまれたくないと思って電話しました」。本心なのか冗談なのか。こういう話し方をよくする。

その後、ほぼ半月ぶりに自宅に寄った。二人の娘を連れてファミリーレストランで昼食を食べた様子を院長にメールしている。

涙腺が緩みます～あまりにも広野との差がありすぎて。娘はラーメン食べたいって言うから、出掛けていまファミレスです。日常が信じられないよ。私にリハビリが必要かもです。

娘たちは母へのプレゼントを用意していた。ビーズの首飾りだ。黒いひもにピンク、紫、水色、緑、黄色、オレンジのビーズが十三個並んでいる。十三日、母代わりの縫いぐるみを預かったお返し。己保には、娘の代わりの首飾りに思えた。その日からずっとつけていた。自衛隊が給水に来た夜中でもつけて出た。

五月の母の日のプレゼントは、ビーズで作ったためぼぢんと手紙だった。「ビーズでできた人形は、どうみてもぶーちゃんじゃない。手紙は二年生にしては平仮名が多い」とからかった。手紙にはこう書かれている。

「ままへ　いつも、みんなのために、おしごとをしてくれてありがとうございます。ままは、いろんなおしごとをしていて、たいへんだね。でも、がんばってね。おうえんしてるよ！　ままは、すごーーいね。だって、じむちょうだもん。プレゼントがあります。中みはひみつです。

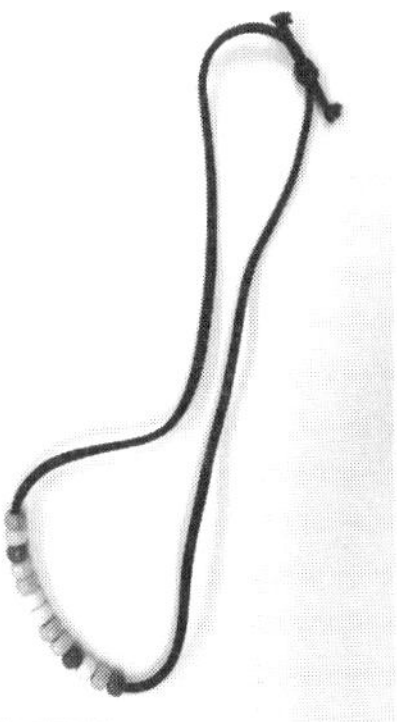

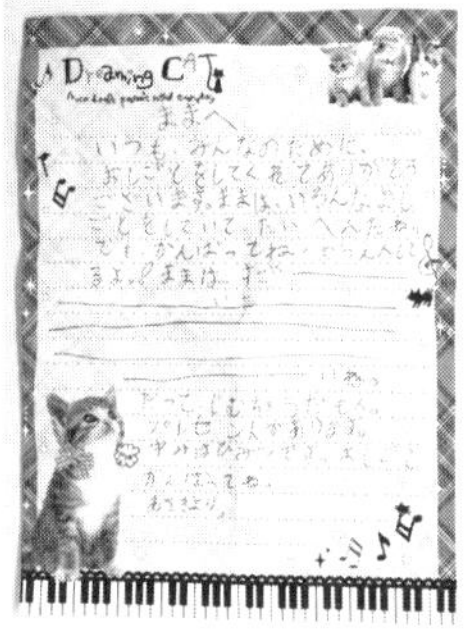

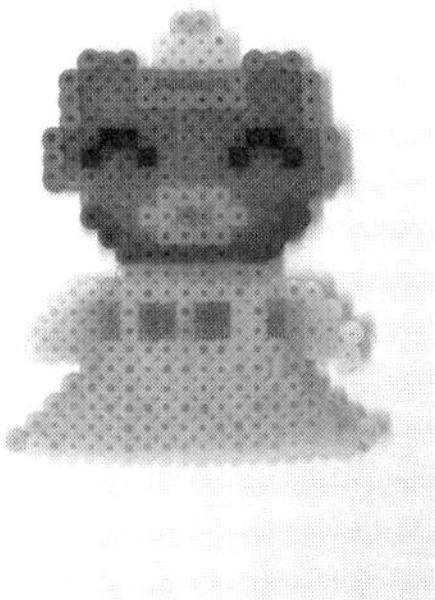

上から4月にもらった首飾り、母の日の手紙、人形

おしごとがんばってね」

手紙も人形も、事務長室に飾られている。

3月31日　最後の砦

いわき市でカルチャーショックを受けた己保だが、病院にも日常が戻ってきていることに気付いた。震災から三週間。病院に日常が戻ったとブログに書いた。

ありふれた日常
2011年3月31日（木）

こんにちは、事務長の高野です。

震災から二十日がたちました。

高野病院には、看護・介護スタッフも次々と戻ってきてくれて、とてもにぎやかです。

震災からずっと、ナースステーションと事務所に挟まれた場所で仕事をしている事務長
「ICTのファイルどこにやったのぉ!!!　ちゃんともどしてよぉ……」と、ナース（ステーショ

ン）側から聞こえてくる声……

一時避難所から仕事に来てくれている、事務スタッフの電卓の音……

そんな日常的な音を聞いていると、外が未だ復興の進まない町であることを忘れてしまいます。

双葉郡の医療機関・福祉施設は原発から20キロ圏内のためすべて退避、今後の再開の見通しはないのではないかと思われます。

広野町と境のいわき市も一部医療機関や介護施設が建物にダメージを受けてしまいました。

高野病院は、30キロ圏内にあり、屋内退避エリアです。

地震にもびくともせず、津波の被害もありませんでした。

建物が使えて、スタッフが戻ってきて、機能している病院が、このまま打ち捨てられてしまうのか……

ありふれた日常の中で、少しだけ弱気になった事務長でした。

でも……

高野病院は双葉郡と、いわき市の北部の医療の最後の砦《とりで》だと思っています。

精神医療、地域医療、老年者医療に情熱を燃やす院長とスタッフがここで頑張る限り、私も負けちゃいられないと思います。

みなさんもどうか、応援してくださいね。

一日も早い町の復興を願うばかりです。

スタッフを呼び戻すために大げさに書いているようにみえるが、己保は「あまりにも日常すぎたんです。震災以後、事務長室から事務室に移って座っていた。こっち（事務室）ではレセプト（診療報酬明細書）や会計をやっている。ナースステーションでは日常業務の話をしている。この日は震災前と変わりない姿だった」。それをそのまま書いたという。二十キロ圏内の医療機関、福祉施設は再開の見通しはないのでは、という予想は実に的確だ。「日常が戻って、ホッとしたんじゃないんです。変な感じだった」。嵐の前の静けさ、なのか。

このブログに広野町出身で、福島市内で開業する医師からコメントが寄せられた。

先生が避難なさらないで病院を運営しているとのこと。地域住民の皆さんにとってどれだけ心強いことでしょう。また職員の皆さんも避難なさらないで、患者さんのために戻ってきて仕事をなさっていることにも感激です。先生も職員さんも十分な睡眠がとれることを祈っています。（略）双葉郡の復興はまだまだ先になりそうですね。一度広野に帰りたいと思っていますが入れるのかどうかも不明です。帰った折にはご挨拶《あいさつ》に伺います。お身体を大切にお願いします。

4月11日　余震

四月六日は、双子の娘にとって二年生の始業式だ。病院に泊まり込んでいる己保は、家で話ができないので、五日夕、娘たちにお祝いのメールを送った。

2年生だね、おめでとう。あしたから学校だね。たのしいね。かえったら、ママに学校のおはなしをでんわしてね。まってます。くるまと、わるい人にきをつけてね

母朝子には「何もできなくてごめんね」というメールを送った。二年生になった娘の顔を見たのは十日だった。

姉に十日、こんなメールを送った。

4月10日　りかちん
もう少ししたら、帰れるかと思います。国の方針が決まるでしょうから。
院長も疲れています。私はPTSDだし。
まぁ、がんばるだけがんばるよ。500年に一度だから。（絵文字、娘二人）はこんな思いはし

なくてすむだろうからよかったよ。

震災からちょうど一カ月の四月十一日。午後五時十六分、浜通りを大地震が襲った。いわき市は震度6弱を記録、死者三人負傷者九人などの被害が出た。茨城県には津波警報、福島県などに津波注意報が発令された。この地震の後も大きな余震が続いた。いわき市内では、三月の震災よりも被害が大きく、復旧工事が終わったライフラインにも大きな被害が出た。

己保は「夕方だったので、何もしていなかった。揺れ始めた瞬間は立ちすくんだ。また、(三月十一日と)同じことを繰り返すのかと思って」。夜勤の看護師らが懐中電灯などを持って病室に走った。それを見て、われに返った。

「病室を回って大丈夫か、点検した。三月と同じだが、このときは、病棟は一階フロアにしかなかったので、早かった」。動き始めれば、いつもの己保に戻った。患者に「大丈夫だよ」「ビックリだね」と声をかけた。三月十一日のときは、すぐに走り出したので、揺れの大きさは分からなかったが、この日は立ち尽くしたので、揺れの激しさにも驚いた。

スタッフがすぐにテレビをつけた。

「3・11のときは、地震だと思い、津波だと思った。何も考えなかった。ところが、原発で大変なことになった。この日の地震で、また、元に戻るのか。電気がなくて、食べ物がなくて、人が入ってこなくなる。そう思いました」。揺れ始めたとき、たじろいだことが忘れられない。だから「次はもう、打ちのめされて動けないと思う」。

「その後も何度も揺れて、津波が来るんじゃないかと思った。電線はまだ仮設で、切れるのではないかと心配でした。東北電力の人から、細いのを引っ張ってきたので切れる事がある、と言われていたので」。ディーゼル発電機の「ゴォーッ」という音を気にする必要はなくなったが、「電線が切れる」という新たな不安が心の中に広がった。

不思議なことだが、原発が再びトラブルを起こして自身の身が危険になる、とは考えなかった。病院内にいれば大丈夫と思っていた。

三月十一日は停電しなかったいわき市だったが、この地震で停電した。己保が自宅に電話すると、おびえていた娘が「ママー、エーン」と泣いた。そのとき、携帯電話がブチッと切れた。「ほんとに、あのときだけは家に帰りたくなりました」

ゴールデンウイーク明けに自宅に戻ると娘の一人は、まばたきがひどくなり、チックになっているように見えた。「私が必ず帰ってくるということが分かるようになって、しばらくして症状は消えた」と話す。

朝子は震災直後の孫娘たちの様子について「ママのマの字も言わなかったよ」と言う。それでも四月十一日の地震は怖かったようで、己保が娘に聞くと「めぼぢんを抱っこして、ママーと言いながら、机の下に潜ったの」と話した。今では、旅行に行くときも娘はめぼぢんを連れて歩く。

ブログには「高野病院でも電気が消えました。一時間後ぐらいに復旧しました。一カ月前の再現か……と、一瞬たじろいだ私の周りで、夜勤のナース、ヘルパー、警備員、事務スタッフが、あっという間に非常用懐中電灯などを持ち、患者さんのところへ走って行きました。こんなことでくじけちゃいけないって思いました。いつもスタッフには感謝です」と書いた。

杏林大学の先生から夜「大丈夫でしたか。とどめを刺されたのでは」とメールが来た。このときにはもう「先生ったら」と笑う余裕があった。

4月29日　当直の先生

病院の医師は院長一人。三月十八日からは己保の夫博文が手伝っていたが、四月上旬に埼玉医大に戻った。院長は三月下旬のある夜、ランタンを手にログハウスに帰る際、転んで腰を痛めた。

「ちょっと滑って転んだ。それだけです。自分のミスです。山に登って、腰とか膝とかをさんざん痛めつけていましたから。そこがまずかったんですね。でも患者の前ではそんなこと言っちゃいられないな、と」

院長はこの話題になると口を濁して、具体的なことを言わない。実際には、いすに座ることもできなかった。それでも病院内にいるときはつえも使わずにずっと立っていた。事務室では机につかまるようにしていたが、ログハウスに帰ると、はっていた。「本当にはいつくばって仕事をしている」と己保に冗談を言っていたという。

痛みを抑えるため、院長はブロック注射を打っていた。危険を伴う注射なので、看護師も博文もいやがったが、四月下旬にいわき市の病院で診てもらうまで痛みをこらえての診療が続いた。

ゴールデンウィーク前、杏林大学から非常勤の医師が来た。己保はブログに喜びを書いた。

当直の先生が来たぁ！

2011年4月29日（金）

今日はいつもお世話になっている東京の大学から、当直の先生がいらっしゃいました!!

思わず抱きついてしまいそうになるほど……うれしかった事務長です。

先生方は震災後からずっと、高野病院を気にかけて下さり、色々とお力になっていただき、愚痴？　を聞いていただいたり……（かなり泣き言も言いました）そのたびに励ましていただき、どれだけ心強かったか。先生方は最初から、「放射能は怖くありません！」ときっぱりと、おっしゃってくださっておりました。（一部省略）

《コメント》

来たあ！　の張本人に該当する当直医です。事務長とは震災以来、しばしば電話やメールでやりとりをしており、遠方におりながら遠からず、といった感でしたが、ついに再会かないました。ひそかに事務長ブログを読んでいたことは秘密でした。

高野病院はいったん建物の中に入ってしまうと、震災後か？　と思わせるほど平穏で、何ら変わりなく（入院患者と外来は限定している状況ですが……）機能していることにまず感銘を受けました。水も電気もない状況で、原発の不安をかかえながらも、決して逃げ出さず、搬送によって病態が悪化する可能性のある患者は決して搬送しない、という医の倫理を重視した病院理念を貫き通してきた結果と思われます。院長先生、事務長、スタッフの方々の胆力には、驚かざるを得ず、また多くの国民に勇気を与えるものだと信じます。

その一方で、病院の外は地震と津波の爪痕が生々しく、町民の姿はまばらであり、いまだ復興への道の険しさを目の当たりにします。一日も早く、広野町が、福島県が、東北が、日本が、元通りに、いえ前よりも素晴らしい姿で復興することを願ってやみません。

本日、いわきまでの特急スーパーひたちがわずかながら再運行を始めたようです。我々、高野病院の非常勤医が元通りの勤務シフトに戻れる日もそう遠くはないと信じます。応援してますよっ、事務長！

給食

内科の入院患者三十七人だけになり、スタッフのローテーションも組めるようになった。医療面が落ち着くと、己保は次の課題に向かった。給食の体制づくりだ。これまで、孤立した被災地の中で毎日、温かい食事を出した。一度も入院患者に非常食を出すこともなかった。それを続けなければいけない。そのためにまず、給食づくりの体制を整えることにした。二〇〇三年から外部委託していたが、三月十五日から委託会社のスタッフは避難したままだ。菅野の母と妻の厚意に甘えていたが、いつまでも、というわけにはいかない。といって、人が住まなくなった町に新たな人材はいない。二人に病院の正規職員として働いてもらうことにした。

人手不足のときは厨房の手伝いをした己保だが、事務の仕事が忙しくなると、手伝うのを止めていた。「黙っていてもご飯が出てくる生活が、こんなにありがたいものだとは。あのとき、よくわかりました」と笑う。

管理栄養士も急ぐ必要があった。三月の献立は、それまでの献立表を見て作った。震災前、給食の委託先を四月からシダックスに替える予定で契約を結んでいたが、原発事故でダメになった。震災前、担当する予定だった管理栄養士が、打ち合わせに高野病院を訪れていた。己保はこの管理栄養士が会津地方に避難しているのを探しだし、事情を説明して「献立を作ってほしい」と依頼した。

この女性は高野病院の聞き取りをしていたので「無償で、やってあげましょう」と言ってくれ、毎月、献立表を送ってくれた。お礼は送ったが、いつまでも頼めるものではない。結婚すると聞いていた八月まで続けてくれた。

入院患者用の献立表は、患者全員の基本メニューは同じだが、患者によって細かく違う。常食、あらきざみ、きざみ、極小、ミキサー食などがあり、常食も主食の粥の硬さが全がゆ、八分、五分、三分などに分かれる。さらにおかずも柔らかさにランクがある。刻みとか、とろみをつけるといった調理法に加えて、患者によっては食べてはいけない食品がある。それぞれの患者によってカロリー計算が変わる。簡単に作れるものではない。

ハローワークに求人を出していたら、以前、高野病院に勤めていた女性が応募してきた。タイムリミットの八月から仕事ができる管理栄養士の採用が決まったとき、「やったあ！　と思いました」。この女性は一三年夏まで勤めた。

後任には、仙台から若い女性が来た。この女性は、いわき市の病院に就職したいと訪ねてきた。その病院がわざわざ高野病院を紹介してくれた。管理栄養士が一人では困るので、その後も採用活動を続けたところ、一四年春に、女性と同じ大学を卒業する学生が入ってくることが決まった。やっと〝綱渡り〟が終わりそうだ。

清掃も自前に切りかえた。二〇一一年五月末、清掃を外注していたとき高野病院の担当だった女性が、会社を退職して高野病院に入社した。来訪者には「きれいだ」とほめてもらったが、やはり専門のスタッフが必要だった。他のスタッフの負担を減らす効果もあった。

困ったら、誰かが助けてくれる、という幸運はまだ続いていた。

寿司店に負けた

三月末ごろ、仙台から飛んで来たドクターヘリが広野町の総合グラウンドに降りた。南相馬市あたりで結核になった患者で、他人への感染の心配はないが、どこも受け入れてくれないと県相双保健所から依頼があり、高野病院が引き受けた。己保がマイカーを運転し、統括看護師の松本を乗せてグラウンドに向かった。そこには救急車が待機していた。ヘリから患者が降ろされ、救急車に乗せられると、松本は患者に付き添って救急車に乗り込んだ。

救急車はすごく揺れた。特に町道が震災の影響で荒れたままの病院近くでは、ゆっくりゆっくりと走らなければならなかった。「せめて、病院までの道をよくしてほしい」と町役場に要望した。

四月四日、町道の補修工事が行われた。工事の理由は病院ではなかった。近くの寿司店が店を再開するに際して「砂ぼこりがして不衛生だから直してくれ」と町に言ったら、あっという間に工事が行われた。己保は「寿司屋に負けた」と自虐ネタに使っている。

四月のある日、松本が「じむちょー、美容院に行ってください」と言った。「これからどんどん、いろいろな人が来るんですから。事務長は病院の顔です。ボサボサの髪では……」ちょっと後ろめたい気がしながら、いわき市の行きつけの美容院に入った。客が多くて時間がかかりそうだった。松本にメールを送ると「きれいになるには時間がかかります」と返事が来た。心にも時間にも余裕ができてきたころの思い出だ。

美容室では「水が出なくて大変でしたね」といった会話が交わされていた。髪を整えてもらうあいだ、己保は手元の携帯電話三台を気にしていた。まだ、気は抜けなかった。

全町避難で、町からは明かりが消えた。夕方、いわき市から戻ると、高野病院にだけ明かりが灯っていた。

野良犬をよく見るようになった。かつては飼い犬だったようだ。病院の周りでネコが増えた。ネコが好きなスタッフが餌をやったところ、たくさんやってくるようになり、ふんも目立つようになった。衛生上の問題を心配し、餌やり禁止令を出した。ネコは餌と人間の両方を求めて、集まってきたのだろう。

犬や猫だけではない。五月初めには、野良牛三頭と出くわした。散歩中、道に迷っているうちに道路から十メートルと離れていない空き地にいた。病院の職員から「離れに牛が来ていた」という話は聞いていたが、まさか自分が出合うとは、と驚いたという。泥棒に遭ったという話も耳にした。

震災直後、まだ貯水槽に十分な水が補給されていなかったときは、浴室にくみ置きをした。トイレはバケツ二つに水を入れておいて、流すときはそれを使った。貯水槽の水を入れた直後には「大をするなら今のうちよ」といった冗談も飛び交った。

自衛隊の水補給が安定すると、安心して水が使えるようになった。下水処理場が壊れていて、上下水道が使えなかったが、病院はゴールデンウイーク明けからバキュームカーで下水を回収してもらえるようになった。同時に町内で下水道工事が始まった。本格的な春が来て、ハエが大量に発生するのが問題になっていた。住民が帰ってくるには上下水道が使えるようにしなければならない。

下水道工事が始まって驚いた。作業をする人たちは白いタイベックスーツを着ていた。作業時間は一日三時間。病院のスタッフは普通の服装で作業ぶりを見ていた。菅野は働いている知人に「暑そうだな」「なんだ、もう帰るのか。もっと、やってけ」と声をかけていた。上下水道は六月三十日から使えるようになった。

四月十七日の日曜日、己保は朝から事務所内の流しの掃除をするなど、環境整備を始めた。震災後、ずっと事務室で仕事をしていたが、己保の寝室兼物置兼物干し場だった事務長室を、仕事場に戻すことにしたのだ。職員の給与や病院経営に関する書類などを広げて仕事をするには、スタッフが周りにいる事務室ではやりにくい。

事務長室を再開したので、洗濯物を干すのをやめた。病院での泊まり込みは続くので、ベッドマットは壁に立て掛けたままにした。夜になると、ベッドマットを床に広げ、その上に布団を敷いて寝た。

十二日にはＦＡＸ、十八日からは電話も使えるようになった。

病院の外でも動きがあった。十九日、あぶくま信用金庫広野支店が戻ってきた。

あぶくま信用金庫　広野支店

2011年4月19日（火）

お帰りなさい!!　あぶ信さん!!

こんばんは、事務長の高野です。

今日はまたうれしいニュースがありました。

あぶくま信用金庫広野支店が開店しました。

いままで、久之浜支店で営業をしていらっしゃいましたが、

オンラインが復旧したので、広野に戻ってこられました。

うれしくて、開店のシャッターが開くと同時に入って行った事務長です。

支店長とお話をしていた30分のあいだに、電話、来客……沢山ありました。

まるでいつもの広野町に戻ったようです。

あぶくま信用金庫さんは、地域（広野）に密着した、

支店長はじめ職員のみなさん、本当に地域住民の味方!!　です。

また一つ町に活気が戻ったような気がします。

お互い力を合わせてがんばりましょう!!!

オンラインが復旧できたので、ということだが、まだ、水道は使えなかった。

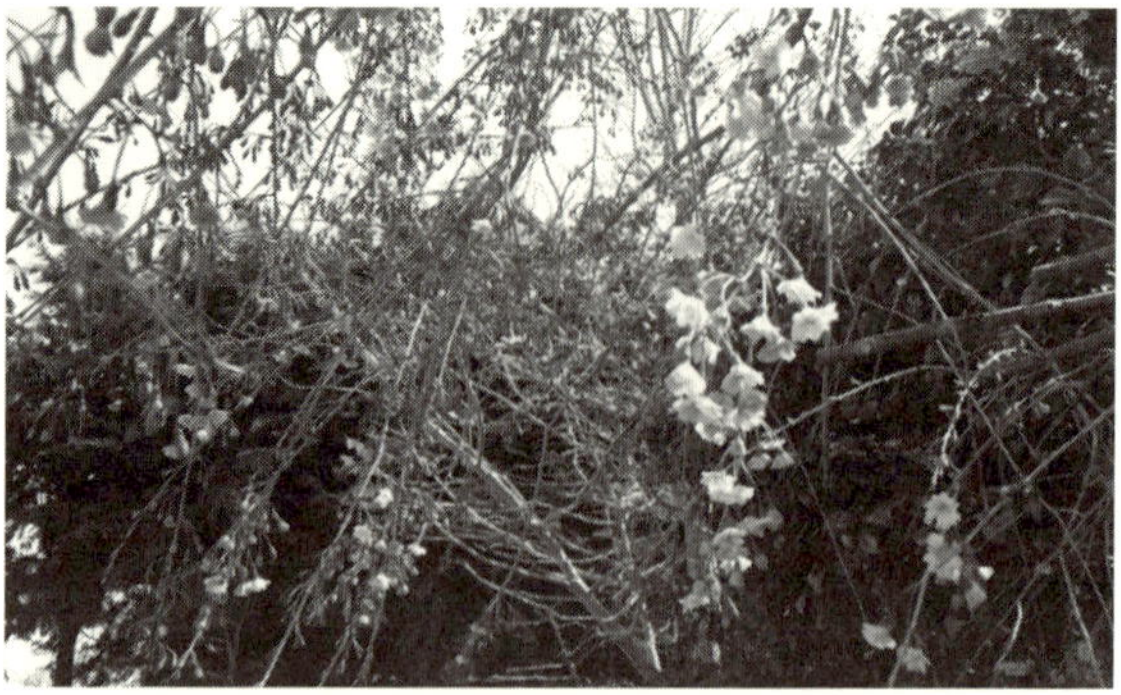

震災の年も咲いた桜の木

「若い女の子が二人いたので、昼食を一緒に食べようと誘った。うちに来れば、トイレも使えますから。一カ月ぐらいは来ていました。私たちと同じようにバケツを持って行けばいいのかもしれないけど、若い子にはかわいそうかな、と思って」

メーンバンクではないが、「地元の信金なので、かなり太っ腹にやってくれていました。震災直後、職員は近くの支店の窓口に移っていて、うちのスタッフも顔見知りなので、通帳や印鑑がなくても引き出しができた。すごく助かった人がいる。たとえば、もし、うちが危なくなっても、都市銀行みたいに逃げない、頑張りなさいと融資してくれる、そういうところです。うちもお金を借りたり、預金残高を積みましてあげたりしていました」。

もちろん、すべて震災前と同じにできたわけではなかった。社会保険料の振り込みが支店からできなかったので、己保は五百万円近いお金を下ろすと、百メートルほど離れた郵便局まで持って行き、振り込んだ。その後支店でもできるようになり、一人で現金輸送をすることはなくなった。

一見、落ち着いた日が続いたが、「この年の桜はまったく記憶がない」と己保は言う。唯一、覚えているのがブログに書いた病院のしだれ桜だ。

二十四日、車いすに乗れる患者数人が、駐車場の一角にあるしだれ桜でお花見をした。正面玄関から十メートルほどだが、患者は喜んだ。看護師の発案だった。

その十日前のブログでは、職員の出勤道路の安全を確認するため、町内を歩いていたら見つけたと、ツクシやタンポポの花の写真を紹介している。ブログの写真ではわからないが、流された車が道路の近くにまだ残っていた。道路脇をよく見れば、マンガ本とか人形とか、日用品も落ちていた。まだ、日常と非日常が隣り合わせだった。

患者を戻す

二十一日、茨城県の病院に搬送されていた内科の入院患者二人を迎えに行った。二人とも寝た状態で車に乗せた。いずれも家族の希望で帰ってきた。

病院のエスティマを、タクシーの運転手をしたことがあるという理学療法士が運転し、統括看護師松本と己保が同乗した。帰り道、松本はフラットにした座席に寝かせた患者に寄り添うようにしていた。

茨城県内の他の病院に入院している患者の家族からも、高野病院に戻してほしい、という要望が来ていた。この日の移送で、寝たままの状態で三人は運べることが分かった。不思議なことだが、高野病院から移送するときは、費用は高野病院も患者家族も負担する必要がなかったが、戻すときは、国も東電もお金を出そうとしなかった。自前でやらざるを得なかったのだ。これはほかの病院でも同じで、病院を再開しても元の病院に戻っていない患者も少なくない。

車には病院名が書かれている。高速道路のパーキングエリアで、楢葉町の女性に声をかけられた。楢葉町は原発から二十キロ圏内だ。翌日からは「警戒区域」とされ、立ち入り規制が実施されることになっていた。その前に自宅に一度、戻ろうとしているところだった。女性は「大変でしょうけど、がんばってくださいね。みなさん体に気をつけてくださいね」とスタッフをいたわった。

このとき、己保はブログにこう書いた。

「震災後、何度もあいました。相手をいたわる心、優しい言葉……」

ゴールデンウイーク明けの九日、外来診療を再開した。

事前に、テレビ局に電話してテロップを流してもらった。当時、福島県内の放送局は、震災関連の生活情報をテロップで繰り返し流していた。「うちが流してもらった後、一週間ぐらいで、やらなくなった。放送局の中には、消化器が消火器になっているところがあった。うちは火を消すところか、とスタッフと笑って話した」。地元紙の福島民報にも連絡し、新聞記事になった。「新聞で見ました」と八人もやってきた。いわき市湯本の避難所からは〝常連さん〟がうれしそうに来た。

人がいなくなったように見えた広野町だが、山側に百人ぐらい残っていた。この広野町に残っていた人たちが、高野病院を頼りにしていた。病院の患者には自衛隊などから物資が来るだろうが、職員のはないだろう、とペットボトルに入った飲料水など、さまざまな物を贈ってくれた。女性が多いからと、結構高価な化粧品をもらったこともある。

病院では希望するスタッフの放射線量を測り続けていた。数値は低かった。

そうした努力が報われたと感じられる日が来た。精神科の患者の中で内科病棟でも受け入れられる患者を看護師二人が付き添って病院車で埼玉県に迎えに行った。

会いたい人、会いたかった人

2011年5月25日(水)

こんにちは、じむちょーです。
高野病院は今日、笑顔いっぱいでした。
「せんせぇ〜久しぶりぃ、会いたかったよぉ!!」
と言う患者さんと、それにこたえる院長……
そしてそれをとり囲むスタッフも笑顔……
うっかり涙しそうになったじむちょーでした。
広野の青空の下から
すべての人達に
ありがとうございます!!!
そう叫びたい気分です。

入院患者が戻ってきたことから夏には内科病棟を一階と二階と二つにわけた。秋までに戻るべきスタッフも戻った。十一月ごろ、内科は満床になった。

精神科の再開は二〇一二年四月まで待たなければならなかったが、運転手と次長と統括、主任の四人がバスを借りて、埼玉県に患者を迎えに行った。温泉に泊まって、翌朝、病院五カ所をまわって患者十九人を乗せて帰ってきた。

バスを出迎えると、患者はみんなニコニコして、降りた瞬間、「ただいま」と言った。己保は思わず涙ぐんだという。「本当にうれしかった。病院を続けなきゃと思った」。症状が悪くなっているような人はいなかった。外泊から帰ったきたような感じだった。

患者を引き取りに行ったのは、埼玉県の病院の事情もあった。それぞれの病院では、高野病院の患者が加わったため、患者数とスタッフ数を決めた診療基準を満たさなくなっていた。震災時だから特例が認められてもよさそうだが、こうした特例は福島県に限られていた。そのため、早く引き取るように求める声があがっていた。埼玉県障害福祉推進課の担当者は「高野病院に無理させることになったのでは」と気にしていた。

看護師が少ないので、二階の精神科病棟の部屋の配置を少し変えた。その後をブログに書いた。

不覚っ……

2012年4月29日（日）

今、精神科の患者さんが、GWの外泊でお出かけになりました。

いつものように事務長室の前を通りながら

「んじゃ、いってきまーす!!」と
明るくお出かけになった患者さん……。
1年間、その声が聞こえなくて、それが当たり前のようになっていた日々
不意に声をかけられて、じむちょー……
涙がこぼれそうになりました。
いってらっしゃい!!
高野病院で待ってるからね。

一般の外来や入院患者だけではない。原発作業員や除染の作業員のけがや急病も診ていた。院長は精神科救急も復活させた。精神科救急というのは、薬物中毒患者など、一般の救急では対応できない患者を対象にしている。一歩一歩、震災前の状態に向かって進んだ。

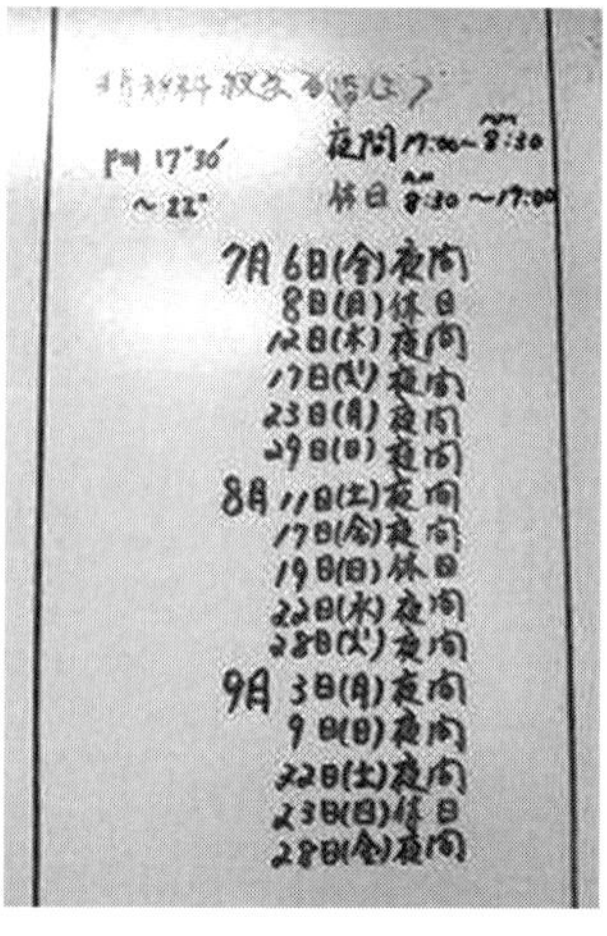

救急輪番表

予定表

2012年5月30日（水）

今日はなんだかすっきりしないお天気ですねぇ。

これ……見てくださいっ……

1年以上ぶりに、院長の席のホワイトボードに書き込まれた「精神科救急輪番日」です!!

他の病院のみなさまには、大変ご迷惑をおかけいたしましたが、
無事に復活することができましたっ!!

双葉郡の、浜通りの、福島県の精神科医療をしっかり支えます!!

（略）


地域の医療を支えている成果がデータにも現れてきた。一年後のブログだ。

救急……??

2013年5月30日（木）

昨日、高野病院の報告書を作成して、お国のえらーい先生方に見ていただきましたっ。

でね…

事務次長の「このくそ忙しい月末に……」という心の声は無視して……

去年6月から今月末までの救急受け入れなどなどの件数を調べてもらったの。

六十九件＋十八件（精神科）

ちんまい病院にしたら多いんですけど……。

で、今日いわき市の平成24年度救急輪番制のデータを見たら……

磐城共立病院で85・5日

他五件の大きな病院で60日、55日、52日、51・5日、37日

他の病院では12日でした

何件受け入れたかは、また別の話でしょうが……

輪番には1日当たり補助金がつくんですよぉ……

うちだったら……●００万弱かぁ……

第四章

まだ戦える!

スタッフを求めて

二〇一一年五月二十一日、震災後、事務長として書いてきたブログでの自称を「じむちょー」に戻すことにした。ブログを始めたとき、きちんとした「事務長」を名乗れるほどの自信も経験もないからと思って「じむちょー」と平仮名で書いてみた。それがユーモアにあふれる文章にも合い、ずっと続いていた。

「じむちょー」に戻した理由を己保はこう話す。

「震災から二カ月が過ぎ、アナウンスをしたいこともあるけど、事務長よりも『じむちょー』の方が書きやすいのではないか、と考えたんです。狙いは、親しみやすい高野病院。ブログの中では、震災直後でも余裕があるように見せています。スタッフに来てほしかったから。効果は本当にありました。これを書いている人は、どんな人かなと思って、来てくれるんですよ。ホームページ代十万円は安かった。ブログは仕事だと思うから続いてるんです。日記は三日坊主。備忘録も一週間しか続かないですから」

高野病院は、開院当初から看護職をはじめ、スタッフを集めるのに苦労した。理由は病院の立地のせいだという。「いわき市からは双葉郡で北すぎる、双葉郡内では南過ぎる。いわき市北部の四倉ならＯＫなんです。震災前は、富岡や浪江は大きな町なので、そこまでならＯＫなんです。『なんで広野町まで行かなきゃいけないのか』と」。送迎バスを出したり、給与を少し高くしたりと、努力して震災まではやってきた。

しかし、原発事故ですべてが崩れた。

二〇一一年二月末は看護師九人、准看護師二十四人、ヘルパー二十四人だったが、震災後の三月末には、看護師三人、准看護師十一人、ヘルパー十人、厨房ボランティア四人、事務他二人、医師二人と半分から三分の一以下までに激減した。他の病院に預かってもらっている患者を呼び戻すにも、まず、スタッフの数を増やす必要があった。

「そういえば、入院患者が埼玉県の病院に入れてもらって、そこの看護師とも交流ができたんです。それでブログを読んでもらっていたんですが、向こうでは『ふわーと書いてる中に一行二行、本音を入れてるよね』と言われていたそうです」

ブログで高野病院を知り、全国各地から看護師が来てくれた。関東、関西、広島……。ほとんどはボランティアで、手伝ってあげようという気持ちで来ていた。そのため、一年ぐらいで帰っていく。一二年に鹿児島から来た男性看護師が唯一の例外で、一年を超えて働いている。

2011年5月24日（火）

たら、れば……

こんにちは、じむちょーです。

広野町は今日も快晴!!

広野駅から病院へ向かうメーンストリートも、少しずつですが舗装されてきています!!

ところで……

あと5センチ、ウエストが細かったらなぁ……

もうちょっと頭がよければ……

なぁーんて考えたことってありますか?? ありますよねぇ??

じむちょーも、
もう少しおやつのおまんじゅうが大きかったら……

今ここに、ケーキがあれば……とか考えちゃいます。

なんか違うような気がするけど……

さきほど、看護スタッフの求職があった高野病院
電車が走っていたら……

寮にお水が出ていれば……

働いていただけたのに……。

たら、れば……

考えても仕方がないですね。
お水はもうすぐ復旧するようですし、
オール電化の寮はいつでも入寮可能です!!
新たなご応募お待ちしています!!!

「じむちょー」らしい文章で、広野町の厳しい現状を書きながら、しっかりＰＲしている。

広野町は九月三十日に緊急時避難準備区域が解除された。しかし、その後も多くの町民は戻っていない。町民に代わって、原発で働く作業員が住む町に変わった。幹線道路の国道６号は、作業員らが朝夕、車で通るため渋滞がひどい。休みの日に出掛ける場所も限られている。

そのため、予定より早く去って行く人もいた。「海外協力隊でも仕事をしたことがある人なのに、景色が変わらないと言って一カ月で辞めていった。仕事に不満はないけど、この町の閉塞感《へいそく》がたまらないと言うんです」

広野町は町の判断で避難を決めた後、町内居住者は約二百七十人になった。緊急時避難準備区域が解除された二カ月後の十一月でも約六百人。二〇一三年春、やっと千人を超えた。かつては「東北に春を告げる」がキャッチフレーズの町だったが、イメージはすっかり悪くなった。

就職の話が進んでも、ブログに書かれているような町の様子を見て「これでは生活できない」と本人や家族から言われて、断られることが少なくない。また「治安の不安がある以上、人は送れない」という会社もあった。

一方、一二年になると、以前から勤めていた人の中から「原発事故の収束は遅い。これ以上、ここには住めない」と、家族で県外に移住する人も出始めた。

職員総数も震災前の七十九人から三カ月で四十八人まで減った。辞めたのはほとんどが若手や中堅で、人数以上の打撃だった。二十代は十四人が五人に、三十代は十四人が九人に、四十代は二十一人が八人に、と大幅に減った。内科病棟の看護部は避難地域に住んでいた人たちがほとんど。家族と一緒に避難したため、復職のメドは立たない。

震災後は、就業環境が以前よりもさらに悪くなったので、スタッフを引き抜かれる可能性が高まった。病院自体は患者が激減して、大幅な減収になった一一年春は昇給をしなかったが、六月には通常通り夏の賞与二カ月分を払った。冬の賞与は通常の支給額に昇給分を上乗せして年収が減らないように配慮した。

「辞められたくない、というのもあるけど、母子家庭だとか、それぞれ働いている子の家庭の事情が分かっているんです。月一万円、二万円の狂いが家計のやりくりを大変にするのを知っているので、私が甘くなるのかもしれません。私生活を聞かないようにしている事務長もよそにはいます。どちらがいいのかは分かりません」

看護職はずっと採用が大変だったが、震災前は介護職はそれなりに集まった。「特に、景気が悪くなると。広野町にできた工業団地で仕事があると、なり手が少ない。仕事がないと、主婦が来てくれた」。資格が無くても採用した。

最近、一人採用した。病院内の掃除スタッフに応募してきた女性だ。面接していて、介護職に向いている、と己保は考えた。本人を説得して「転職」させた。理由は性格。黙々と仕事をするのが合っている人もいれば、周りの人と明るくやれる人もいる。その人に合った仕事をするのが幸せだと考えている。採用基準は「人柄」。

福島県病院協会が一一年七月に自主退職者の調査をしている。回答は県内の五十四病院からあった。自主退職者は医師が、震災から三月末までで一千百六十八人中百二十三人いた。四月一日から七月二十日までに、さらに百八十人増え、百九十一人が離職を希望していた。希望者を含めると、医師の四割以上になる。看護師は六千二百二十人中、三月末で百八十二人、七月二十日までにさらに四百二人が退職、四百七十九人が離職を希望していた。

スタッフが激減して、入院基本料の基準を満たせなくなった病院や希望者が離職すると満たせなくなる病院が二十三病院もあった。医師や看護師は資格職なので、転職が比較的しやすい、という事情がある。また、医師の数が大幅に減っているのは、関東から来ていた非常勤医師が相次いで辞めたのも一因とされている。高野病院を支えた杏林大の医師たちとは随分、違う。

福島県の置かれた厳しい状況を考えれば、ブログを読んでもらった人を待っているだけでは間に合わない。求人折り込み、ハローワーク、就職説明会……。しかし、ほとんど反応はなかった。

新卒を採用するのは非常に難しいが、己保は挑戦した。目立つようにTシャツを作って着て、ひまわりの種を用意した。震災後、病院の敷地内で育てたひまわりから取った種だった。現実は甘くない。福島県というだけで来場者が少ない。数少ない来場者は、面接試験前のあいさつに来ていることが多い。説明会で就職先を決めようというのではないのだ。

運命の扉は……

2012年3月21日（水）

運命の人を探すため、じむちょーは都会さ、いっていただよ。
出没したのは、東京青山……おしゃれな街だべ
福島県看護職就職フェアさ参加しただよ。なぜ訛る??
高野病院のブースはこんな感じで（写真は168ページ）
この日のために準備した、ポスターや就職案内……

この「ひまわりの種」を渡して
「一緒に花を咲かせませんか??」
というプロポーズの言葉まで考えていたじむちょー
残念ながら今回は……フェア自体に人が来なかったんです……
でも、じむちょー……この広い空の下には、きっと運命の人がいると信じて……
看護職員大募集中
一緒にハーレムつくり……あっ違うっ……
一緒に花を咲かせませんか!?

明るく書いているが、実情は悲劇を通り越して喜劇的だ。フェアを取材したＮＨＫは次のように報じている。

「震災以降、看護職員不足が深刻化している福島県が首都圏の看護学生に就職を呼びかける説明会を東京で開きましたが、来場者が想定を大幅に下回り、看護職員を確保する難しさが改めて浮き彫りとなりました。（略）

福島県では、看護師や保健師などの看護職員が原発事故で県外に避難するなどして人手が不足し、特に南相馬市など原発の避難区域を含む相双地域では、看護職員が震災前より二十％余

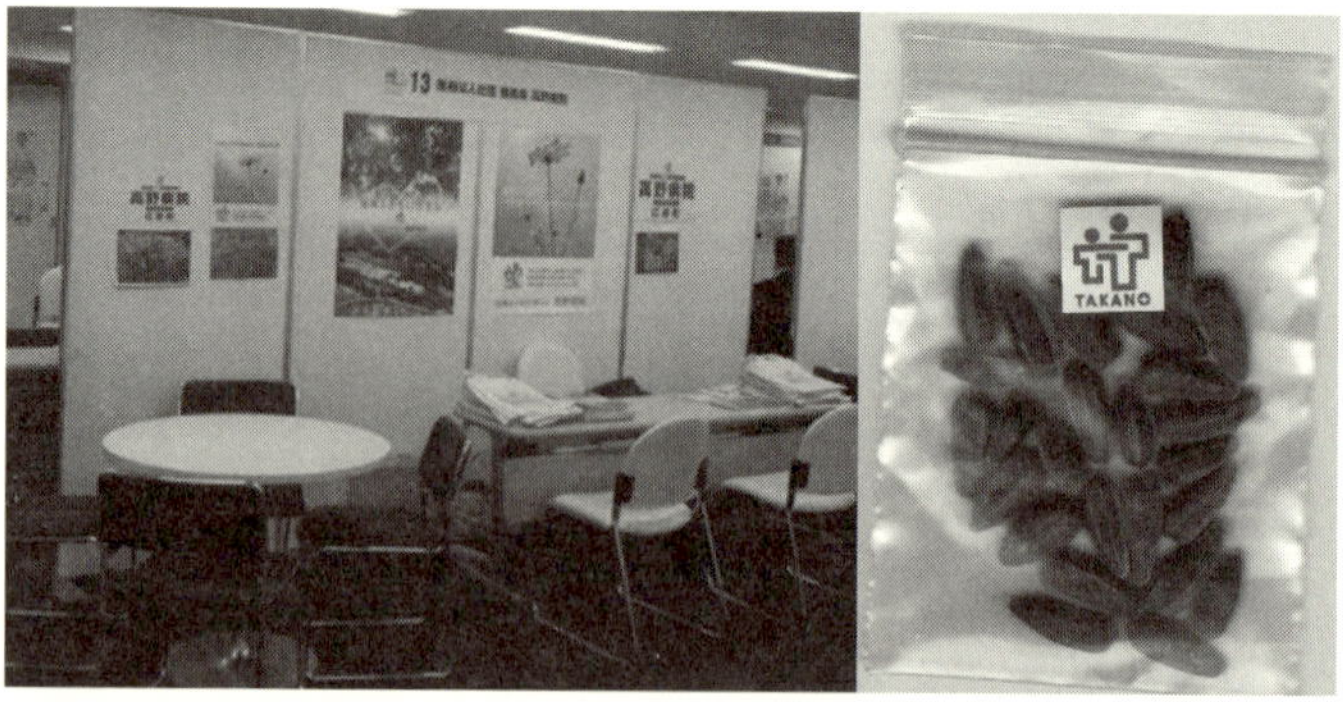

就職フェアでの高野病院のブース（左）と、配布用に作ったひまわりの種の袋

り少なくなり、入院患者の受け入れを制限するなど深刻な問題になっています。

十七日は看護職員不足に悩む二十七の病院がブースを設け、訪れた学生らに勤務時間や給与などを説明し就職を呼びかけました。

しかし、事前に大学や専門学校を通じて参加を呼びかけたにもかかわらず、来場者は想定していた三百人を大幅に下回る五人にとどまり、看護職員を確保する難しさが改めて浮き彫りとなりました。」

福島を助けようと考えてくれる看護職員の卵は首都圏に五人だった。社会の関心が薄れてきたと感じ、己保は病院のPRのため、マスコミの取材を受けることにする。大きく取り上げたのは、朝日新聞の連載「プロメテウスの罠」だ。高野病院をメーンにした記事が約一カ月掲載された。

十一月、NHKが取材に来た。取材を受けた理由をブログで書いた。

潜入……高野病院
2012年11月21日（水）

今日から3日間、天下のＮＨＫ様ご一行が
高野病院に潜入……
ではなくて……取材でいらっしゃっております。
3名1組のチームのようですが、みなさんとっても……素敵っ。
御三方のイケメンビームに負けて……
映りたくない宣言をしていた人たちも……カメラの前へ!!
1年と8か月前のブログをご覧いただくと……
高野病院は、一切の取材を受け付けない!!　宣言をしております。
それは、私たちの仕事をただの美談にしてもらいたくなかったから
もう一つは、1年後には事態がおさまって、そんな話は忘れられるだろうからと……
そんな理由からでした。
院長はじめスタッフ一同、美談ではなく、ただ自分たちの仕事をしているだけ……
そう思っていましたから。

その考えは今も変わっていません。

でも、1年以上たっても状況は好転せず、むしろ悪いほうに忘れられていく現状を知ってもらわなくてはいけないと思うようになりました。

マスコミにでることで、ご批判を受けることもあるでしょうが、それをすべて含めて私たち……高野病院です。

変わらないのは、スタッフが自分の仕事を粛々と行っていること……。

できれば、その姿を見ていただきたいと思います。


取材の狙いは、三十キロ圏内でスタッフ不足に悩む病院。病院での取材は二日半の予定だった。スタッフはいつも通りに仕事をした。院長は半分閉鎖している精神科病棟でインタビューを受けた。精神科には白衣を着て入らない習慣で、このときも普段着姿だ。収録が終わりに近づいたころ、NHKのディレクターが「もっと人が足りなくてバタバタしているところを撮りたい」と言ってきた。看護師は走ってはいけない、と言っても「上の指示で」と納得してもらえなくて困った。

二十七日の「おはよう日本」で十二、三分ぐらいの特集として放送された。効果は大きかった。

一週間ぐらい、電話がじゃんじゃん鳴った。

「九州の方にいるんだが、ネコを七匹飼っている」「借金を立て替えてくれれば行く」「そちらに行く旅費がないので送ってくれれば」「フィリピンにいる、めいが看護大を卒業したから、そちらにやる」「海外のボランティア団体だが、介護職を送る。でも、飛行機代はそっちで持ってほしい」などという電話もあった。ノイローゼになりそうだったという。一人だけ採用できた。

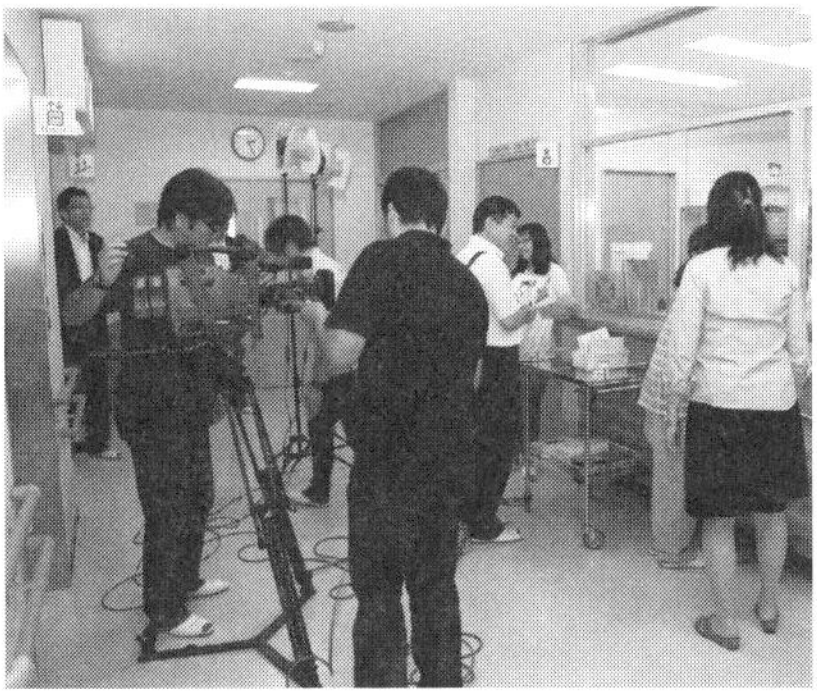
スタッフ募集のために病院でテレビ用のCMを撮影した

経営は厳しいのにテレビでCMを流している。人集めのための広告だ。福島県から補助が出ているが、一三年の広告費やアパート家賃、家具備品、赴任費用、研修費などのスタッフを確保するための支出は一千六百万円ぐらいになる。補助金を大きく上回る金額を使っている。

ある人の紹介で、郡山市にある星総合病院に看護師の派遣を依頼した。星総合病院から看護部長と人事部長がわざわざ高野病院に来た。

その後、己保が星総合病院を訪ねて驚いた。旧病棟は爆弾でも落ちたのかと思うほどの被害だった。南から北へ、白河市、郡山市、福島市と並ぶ福島県の中央部、通称「中通り」は、地震の被害が大きかったのだ。

このときは派遣を断られたが、その後もアプローチを続けた。「看護部長や人事部長に何度かお会いしました。最初は針のむしろというか……。厳しい視線を受けながら、それでも人をお願いしますと頭を下げ続けるしかなかったんです。何度もお会いしているうちに、だんだん相手の目が優しくなっていくのが、わかりました。今ではいろいろとご相談をさせていただいてます」

星総合病院は、一二年六月から准看護師一人を八月まで、九月からは看護師を翌一三年七月末まで出してくれた。その後も、准看護師や介護福祉士を一四年三月まで派遣すると約束してくれた。これをきっかけに交流が生まれ、今では星総合病院の「どこでもメディカルセミナー」を高野病院で開いている。

警戒区域内にある県立大野病院からは、派遣研修という名目で、看護師を半年、最長一年ということで派遣してもらっている。

一二年四月から精神科を再開した。震災直後から病院に残って頑張っていた精神科の看護師には慣れない内科の勤務は大変だった。人不足でも精神科を再開してほしい、というスタッフの声と、戻りたいという患者の声に押された。

再開の連絡をしたら、有給で待機してもらっていた精神保健指定医の資格を持つ医師が退職した。このため、施設基準のランクが下がり、経営的には再開しない方がリスクがなくてよかった。双葉郡内には震災前、六病院に精神科、精神療養病棟を合わせてベッド数は五百四十三床あった。それがゼロになっていた。「地域医療を行っている以上、小規模でもやらないと意味がない。施設基準は通常、人員の不足を三カ月は認めるのだから、それを再開時にも適用してほしい」と訴える己保に、厚労省の担当者は「双葉郡に精神科はいらない。こんな状況の時に、こんなところに病院があってもどうしようもないだろう。さっさとやめたらいいんだ」と言った。厚労省の中では「どうせダメになるのだから助けるだけ無駄だ」という意見もあったと、人づてに聞いた。

心配したとおり、六月から八月半ばまで、スタッフが不足した。休みがきちんとは取れなくなった。内科は日勤一人、ということもあった。

それでも、星総合病院に加えて、京都から一人来てくれたりして乗り切った。ベテランの人からは「今更、転職はいや。この病院で働きたい」と言ってもらえた。

奨学制度と資格取得

高野病院では、開院したころから、准看護師の資格が取れる看護学校への奨学生を募集して

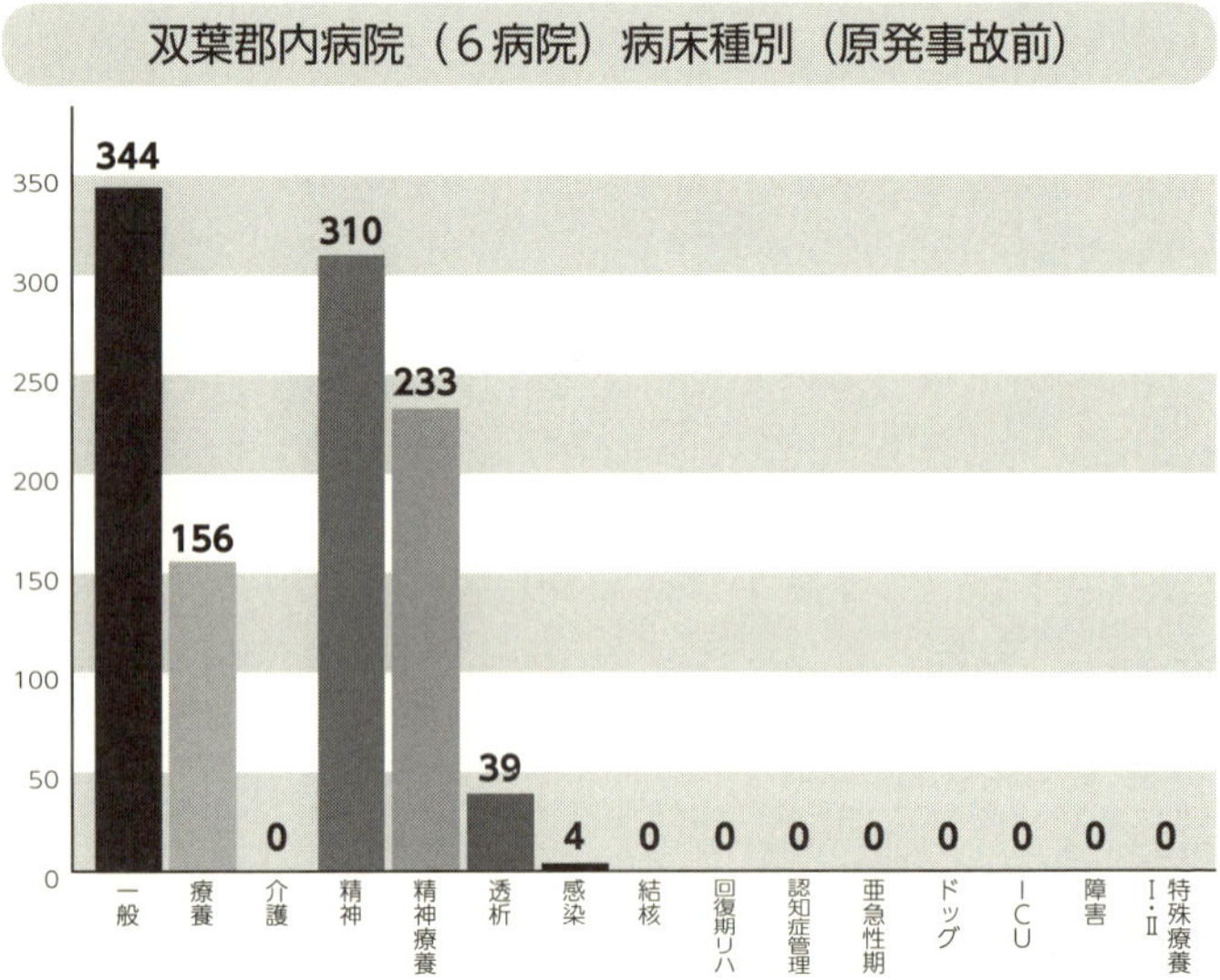
双葉郡内病院（6病院）病床種別（原発事故前）
344
156
0
310
233
39
4
0
0
0
0
0
0
0
0
350
300
250
200
150
100
50
0
一般
療養
介護
精神
精神療養
透析
感染
結核
回復期リハ
認知症管理
亜急性期
ドッグ
ICU
障害
I・II特殊療養

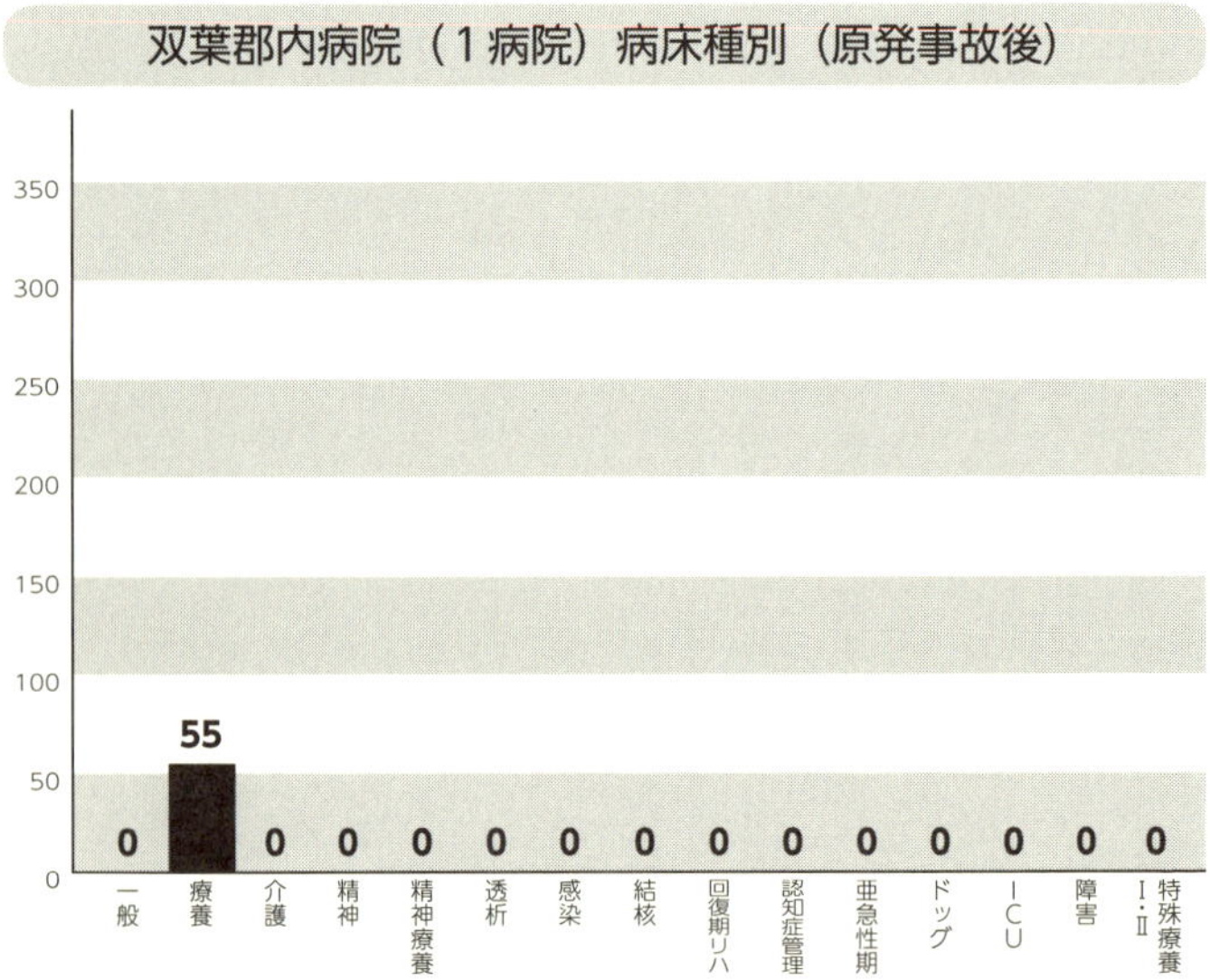
双葉郡内病院（1病院）病床種別（原発事故後）
0
55
0
0
0
0
0
0
0
0
0
0
0
0
0
350
300
250
200
150
100
50
0
一般
療養
介護
精神
精神療養
透析
感染
結核
回復期リハ
認知症管理
亜急性期
ドッグ
ICU
障害
I・II特殊療養

いる。病院の職員として採用し、仕事をしながら学校へ通う。今も地元の高校で、奨学生と介護士を採用するように努めている。准看が看護師の資格を取得するために進学や通信教育を希望すれば、勤務とお金の両面でサポートしている。

一九九九年から、受講料（一人約九万円）を病院が負担して訪問介護ヘルパー二級の資格を取らせている。取得後は手当を支給し、さらにステップアップを希望する人には、介護福祉士取得のための通信講座費用五万円などを援助している。作業療法士は資格を持っている人の採用が難しいので、事務部で採用した職員を、病院の負担で進学してもらい、資格を取らせた。

特別養護老人ホームは資格を持っている人がいるといいが、病院で働く介護職員には資格は必要ない。だから、求人の際、資格は必要ないとしている。スタッフのモチベーションを高くするため、勉強したい人を応援するという。

震災前、看護学校の奨学生は最低でも二人いた。「三人のうち一人でも残ればいい、二人ならラッキーというぐらいだ」。それでも、ベテランが抜けたところを看護学校から育てた子が補う、というサイクルで回っていた。

二〇一二年春、看護学校を卒業する奨学生が二人いた。二人とも広野町の子だったが、断ってきた。一方、四月にいわき市の女性が「双葉郡の医療は私たちのような年代の者が頑張らなきゃいけない」と言って、奨学生になり、四十八歳で看護学校に入学した。一四年春に卒業する、期待の新人だ。

奨学生を採用するのは今まで以上に厳しいと考え、己保は手を打った。埼玉県の学校法人橘心学園幸手准看護学校に高野病院用として三人の推薦枠をつくってもらったのだ。高野病院の精神科入院患者の搬送で世話になった、新しらおか病院の和田純一理事長と看護部長が幸手准看の講師をしていて、頼んでくれた。

生活の面倒も、アパートの面倒もみるし、契約を結んだ病院でアルバイトもできる、という好条件を示してリクルートした。それでも一三年春は、一人も希望者が現れなかった。一番大きな理由は、東電からの賠償金だ。これまでは、看護師になりたいけどお金がない子が奨学生になった。賠償金をもらえるので奨学金の必要がなくなった。地元から看護学校に行く子はいても、病院でのバイトもしていない。

原発事故で二十代から四十代がごっそり抜けた。「かつてのようにベテラン、中堅、若手がそろっていて、ベテランが辞めると、若手が入って埋める、というサイクルができるまでには十年以上かかるじゃないですか」と己保はため息をつく。

「何をやればいいのか、だんだんわからなくなった」。口ではそう言うが、一三年末には、近くの高校二校で、冬休みのアルバイトを募集した。将来は就職先に選んでもらえるようにしようという作戦だ。

一四年春入学の奨学生が一人みつかった。歯車が少しずつ回り始めた。

正看護師の資格を取るには、県境を越えて茨城県日立市の日立メディカルセンター看護専門学校まで行かなければならない。一四年春には准看の男性が卒業する予定だ。通信教育で看護師の資格取得を目指す五十六歳の准看もいる。己保は「看護師に年齢は関係ないし、見た目では歳は分からない」という。

高野病院では、介護部と看護部を分けている。「介護職はヘルパーさんとしてナースの手足として使役されることが多い。それだと言われたことしかやらなくなる。独立した介護部を作って、主任を置き、考える介護部を作らなければ」と己保は思った。

己保が事務長代理になったころ、毎日、していたことがある。

昼食を食べた後、介護部の休憩場所に入っていったのだ。

「みんながお茶を飲んでテレビを見ているところに、こんにちはーって入っていった。それこそ『何しに来たんだ』という目で見られました。最初のころは、若い子は知らんぷり。テレビのことを話しても、ちゃんとした返事もなかった。返事をしない子をターゲットにして、隣に座りました。今日はやめようかなと思いながら続けていたら、だんだん変わってきました」

中学時代、イジメに遭っていたころのエピソードを思い出させる。

関係をつくっていく中で、「院長の娘」であることが、良い面もあり、悪い面もあった。何年かたって「事務長、お茶、お茶」などと言われるようになっていた。それから介護部の改革を始めた。今は「どうせ、私が院長の娘だから言うことを聞いているだけでしょ」と軽口も言えるようになった。

己保自身が社会福祉士などの資格を取るため実習をした経験があるので、現場も分かる。己保は研修で学んだことを勉強会で伝えた。そうすることで、研修を受けたらこういうふうにしてみんなに伝えるんだよ、ということを見せた。英会話の教師をしていたのが役に立った。それから、何人かを研修に行かせ、同じようにやらせた。

こうして介護部を鍛えていると、看護部でも勉強したいと思っている中堅の看護師が声を上げだした。やる気のある看護師を研修に出し、帰ってくると、その知識をみんなに伝えてもらった。介護部、看護部、それぞれがうまく動き出すようになったときに震災が起きた。

「うちは働きやすい。それは、休みを取るのに目くじらを立てる人がいないから。子どももいる人も、介護をしながらの人もいる。そういう人は、いつ休まなければいけなくなるか分からないから、お互いさま、と寛容だった。たとえば、若い子が風邪をひいて二日ぐらい休み、なんとなく行きづらくて一週間ぐらい休んだ後、出勤すると『ああ、よかった。来たんだ』と周りが言うような職場だった。これで、どれくらい助けられたか。求職者が来て、スタッフと話をしてくれれば勤めてくれるという自信があった」

一般的に、事務部門にとって、看護部は手ごわい。院長も病院を始めたころは苦労したらしい。己保は「私が同性だということもあるし、院長の娘ということもあるから。よその病院の話を聞くと、震災後でも、うちはまとまっているし、人に恵まれていると思う」。

震災後、病院を視察したＤＭＡＴの福島や厚労省の幹部は、清潔なのに感心していたが、己保にはもう一つ自慢がある。「外部の人を案内しても、スタッフがきちんとあいさつする。意外にできない病院が多いんですよ。以前は、うちもできていなかった。私が院内を案内していても、自分の仕事をして、あいさつをしない人が多かった」。掃除やあいさつはサービス業なら基本。優秀なマクドナルドのアルバイトだったのがスタッフの教育にも役立っている。

薬局長の死

震災の年も十二月になると、余裕が生まれ、年賀状や忘年会の話も出てきた。ただ、いつもと同じとはいかない。

己保は世話になった人が多かったので、感謝の気持ちを年賀状に託すことにした。高野病院の航空写真の下に大きく「ありがとう」と書いた。「おめでとう」よりピッタリだった。文面は、「昨年は、沢山の『あったかい心』をいただきましてありがとうございました。まだまだ道は険しいです。くじけそうになった時は、いただいた『あったかい心』を抱きしめながら今年もこの場所で頑張っていきます」と記した。

　忘年会は、お疲れ会もかねてやろうと、介護部の主任と話した。空いている精神科のデイルームで、震災の時カギを渡してくれたスーパー「マミーズ」にオードブルを注文し、給食を手伝ってくれた患者の家族ら、お世話になった人をみんな呼んで、と決めた。開催は十二月十六日。

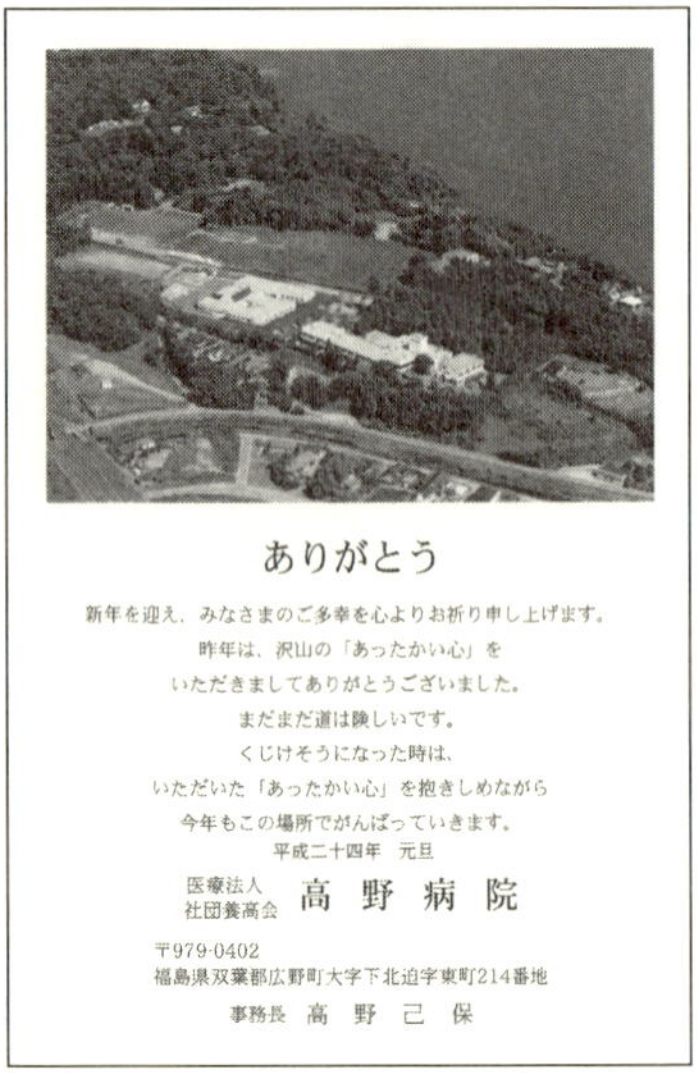
ありがとう

新年を迎え、みなさまのご多幸を心よりお祈り申し上げます。
昨年は、沢山の「あったかい心」を
いただきましてありがとうございました。
まだまだ道は険しいです。
くじけそうになった時は、
いただいた「あったかい心」を抱きしめながら
今年もこの場所でがんばっていきます。
平成二十四年　元旦

医療法人
社団養高会　高野病院

〒979-0402
福島県双葉郡広野町大字下北迫字東町214番地
事務長　高野己保

年賀状

　忘年会当日の昼すぎ、薬局長が「調子悪いんだ」と言いだした。朝から血圧が高かった。「診察室で寝たら」と言ったのが、己保が薬局長と交わした最後の会話になった。

　不調と聞いて院長が診察し、点滴を始めた。己保も診察室に入った。忘年会は先に始めてもらった。そのうち容体が急変し、家族を呼んだ。

　忘年会が始まって一時間もしないうちに、みんなが降りてきた。

ＡＥＤ（自動体外式除細動器）の「電気ショックが必要です」というガイド音声が病院中に響き続けた。院長に主任看護師、男性看護師らが交代で、心臓マッサージと電気ショックを繰り返した。

結局、心拍は戻らなかった。薬局長の母は臨終に間に合わなかった。

薬局長は、己保がまだ学生のころから病院に勤めていた。己保のことを「事務長」ではなく「みおさん」と呼んでいた。「このとき、震災で親しい人を亡くした人の気持ちがわかった」病院の中で「みおさん」と呼んでくれる人はもう、ベテランの作業療法士矢内だけになってしまった。

ありがとう

２０１１年12月19日（月）

高野病院を応援して下さるみなさん、ありがとう
高野病院を信頼して下さっている患者さん、ご家族の皆さん、ありがとう
一緒にがんばってくれているスタッフのみんな、ありがとう
今まで一緒にがんばってきてくれた薬局長、ありがとう

今までも震災後もずっと、一緒にがんばってきたよね
薬局長はみんなの癒しだったよ
ありがとう
にぎやかな声が聞こえなくなって、本当にさびしいよ
いつものように、「しゃべっちゃっていいげ⁇」と、
事務長室にひょこっと入ってくるような気がするよ
自販機の前で「命の水を買いに来た」と笑ってる姿が目に浮かぶよ
みんな薬局長が大好きだったよ
ありがとう
できることなら、もっと一緒にいてほしかったよ
明日のお通夜にはみんなで行くからね。
「みんなして何しに来たぁ‼」って
言わないでね
本当にありがとう
ありがとう

己保が薬局長の思い出に浸っていられる時間は短かった。薬剤師のいない病院はない。病院を運営するには薬局長が必要なのだ。

前任の薬局長がすぐに来てくれた。前薬局長はあるクリニックの門前薬局（病院の近くで開業している薬局の通称）をやるため辞めていた。そのクリニックが震災で休業していた。再開は二〇一二年七月。つまり、タイムリミットは一二年七月だ。見つからなかったら病院を閉めるしかない。

いわき明星大学へ潜入……

2012年3月29日（木）

よその施設にまで潜入してまいりました!!
いわき明星大学
今日は薬学部の皆さまに、高野病院良いとこ一度はおいでよぉ～と……
熱烈アプローチをさせていただきましたっ!!
でもね……
どうみても……

他は大きな会社や病院……

じむちょーこのまま壁のシミか⁇　と思ったその時!!

なんと!!　３名もの男子学生さんがじむちょーの目の前に!!

一瞬幻かと思ったね……まじで……

その後も３名の超プリティ女子学生さんが……

だから……じむちょーがいうとオヤジなんだって……

本当にうれしかったです。

未来の薬剤師さんたち!!

福島の！　双葉郡の未来は!!

高野病院の薬局は!!

まかせたぞぉぉぉぉ!!

薬剤師を求めて、己保は東北薬科大、国際医療福祉大にも行った。

双葉郡の医師会長に頼んで、五月から週二日、パートに来てくれる人が見つかった。知り合いの事務長が門前薬局をやっていた人を紹介してくれた。それでも基準を満たせない。南相馬市の県相双保健所に薬剤師が「一」にならないと言ったら「人数はいい、とにかく病院を続けてください」と言われた。多くの人が協力して探してくれた。タイムリミットの七月から、つくば市の薬剤師が来てくれることになった。救われた。この薬剤師は、その後退職したが、一三年四月には新たな薬剤師が来てくれ、薬局長と二人のパートという体制になった。助けてくれるのは比較的年齢が高い人ばかり。長期間、勤めてもらうのは難しい。

まだまだ、苦労は続きそうだ。

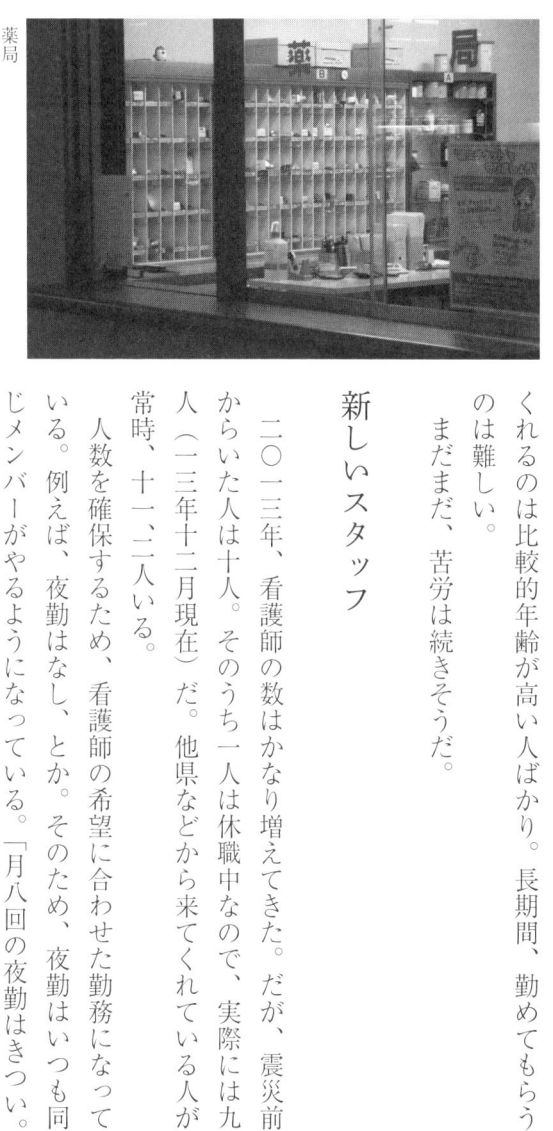

薬局

新しいスタッフ

二〇一三年、看護師の数はかなり増えてきた。だが、震災前からいた人は十人。そのうち一人は休職中なので、実際には九人（一三年十二月現在）だ。他県などから来てくれている人が常時、十一、二人いる。

人数を確保するため、看護師の希望に合わせた勤務になっている。例えば、夜勤はなし、とか。そのため、夜勤はいつも同じメンバーがやるようになっている。「月八回の夜勤はきつい。

月九回入れると、有休が消化できなくなる。今の態勢では休みをもう一日増やすのが難しいので、皆勤手当を一律に上げて、やってもらっている」という。

震災前、看護師の平均継続年数は十年を超えていた。己保が昔から知っていた人が六人いた。今は一年七カ月。看護師で元からのスタッフは准看から上がった二人だけになった。その二人の在籍が十一年と四年。それがなければ一年未満になる。一方准看は八割ぐらい、ヘルパーは九割がずっと勤めてくれている人たちだ。

一二年五月に鹿児島から来た男性は、体調のせいで医師から「精神科のような職場にしなさい」と言われたという。鹿児島では准看を雇わないからと、福島県に来たらしい。ずっとやると言ってくれている。七月には四倉病院の事務長がわざわざ、女性の希望者を連れてきてくれた。向こうでは、住宅が用意できないからと。この女性もずっと勤めてくれそうだ。

一二年七月に京都から来た人や、十月に来た人はそれぞれ一年で帰って行った。応援で来てくれる人は、一年以内で帰っていく。家族構成まで知っている人が少なくなった。己保は「そういう人たちにアプローチするのは、結構疲れる。でも、短期間でも、高野病院を選んできてくれるスタッフには、感謝しかない」と言う。遠くから来てくれる人が増え、広野駅近くにある寮の六部屋は埋まって、いわき市にアパートを借りている。

「支援のために来たのだから、みんなのために頑張りましょう」という人がいる。「ナースのような資格職は必ず、前の病院ではこうだったが、ここはこうなんですね、と言う。それでもこちらのやり方に合わせてくれる人はありがたいんです」

人手不足に不満を感じる人もいる。

「例えば、高野病院が震災前まで120%のことをやっていたとすると、今は状況が違うので80%が100%だ、としてやっている。それが我慢できない。こんなんじゃ、患者さんがかわいそう、と」。そういう人は続かなかった。

80%というのは、医療ではなく、患者から声をかけられたとき「ちょっと待って」と言わないといけないことが三回に二回もある、というようなことだという。

「うちの准看は、ずっと療養病棟しかやっていない。応援できてくれるのは正看で、一般病棟や急性期病棟でやってきている。だから、患者からして違う。注射だって、年寄りと若い人は肌が違うんで、慣れないとやりにくいんですよ」。そのうえ、人の入れ替わりが激しいときもあった。応援に来る人も、来てもらう方も、一緒に働く人も、それぞれに苦労した。

数字のつじつまは合っていても、実態は大変だ。だが、現場を見ず、書類しか見ない役人は「大丈夫じゃないか」と言う。

「院長が言うんですよ。きちんと大学を出た純粋培養のナースよりも、悪く言えば知的レベルは高くなくても、踏ん張りがきくナースの方が強いんだ。一人でも大丈夫という人と、えっ、一人なんだと思う人の差。うちはそれでもった」。己保は「このあたりは准看が多い。優秀な准看が医療を支えてきたんです」と付け加えた。

花ぶさ苑

二〇一一年十月、己保は特別養護老人ホーム花ぶさ苑の施設長も兼務することになった。

花ぶさ苑は高野病院の隣接地に建っている。運営は「社会福祉法人養高会」で、高野病院の「医療法人社団養高会」とは別だが、ともにトップは院長だ。一〇年四月の設立で、満一年を目前に震災が起きた。震災時、スタッフは三十四人、入所者は三十七人だった。地震や津波の被害はなかったが、停電、断水などで入所者を宇都宮市内の十施設に預かってもらった。

入所者の避難後も、スタッフは施設の清掃を続けていた。顔を合わせると「いつ再開」と聞かれるのが、己保にはプレッシャーになっていた。

従業員の休業手当のかなりを国が助成する雇用調整助成金は、原発三十キロ圏内には認められなかった。休職中のスタッフには月五万円しか払えなかった。

九月、広野町が緊急時避難準備区域から解除されたとき、かつての入所者にアンケートを取ったら、十九人が戻りたいと答えた。すでに亡くなった人や病状が悪くて戻れない人もいた。

原発が心配と断った人も一人いた。

☆お帰りなさい☆

2012年2月11日（土）

今朝は病院の裏手もこれくらい雪がちょびっと積もりました。
でも、お日様ぴかぴかの一日でしたので、すぐにとけちゃいましたけどね。
今日は花ぶさ苑に入所していた方がお二人
宇都宮の施設から、施設の方に連れられて遊びにいらっしゃいました。
おかえりなさい……
そういったけど、本当のお帰りなさいじゃないんです
……
ご自分のお部屋で、ご家族と談笑されたり、

花ぶさ苑

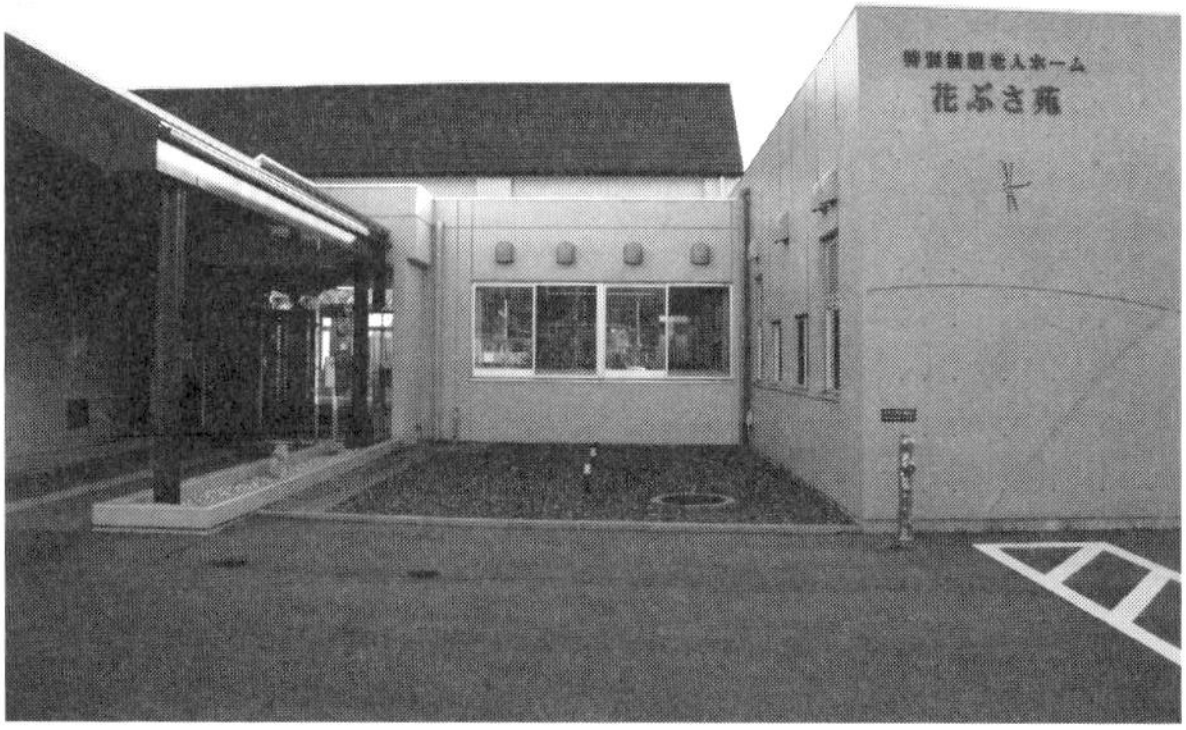

駆けつけてくれた施設のスタッフと久しぶりにお話をされたりつかの間の里帰りを楽しまれておりました。
何度もそう思って……、何度も仕方がないと打ち消した
原発事故さえなければ……という思いがまたこみ上げてきて、
入所者さんのお顔をみていると、涙がでてきました。
住み慣れた土地で暮らす……これが花ぶさ苑のモットーでもありました。
未だにそういう当たり前のことができない被災地の現状と
遠いところで「復興庁」が騒がれている現実……
怒りがこみ上げてくる間はまだ大丈夫、
まだ戦える……。

花ぶさ苑で看護師を一人雇用する努力をするとともに、高野病院からローテーションで看護師一人を出すので、再開を認めてほしいと要望したが、厚労省は基準をたてに認めなかった。
特別養護老人ホームの施設基準は「看護職員と介護職員は、常勤換算で、入所者と職員の比率が三対一以上。看護職員は、入所者が三十人を超えない場合、常勤換算で一人以上」となっている。

いわき市湯本に避難していた広野町役場に行き、再開への協力を要請した。町長に頼んだら「いつでもやってくれ」と言うばかり。国にはだめと言われた。福島県に要望したら、県の担当者は「図面を持って説明するしかない」と、花ぶさ苑と高野病院が近いことが分かる図面を描いて交渉してくれた。それでも厚労省はダメだった。

己保はあまり町役場をほめないが、花ぶさ苑を担当する保健担当グループリーダーは「とってもいい人だった。震災の三月に辞める予定だったけど、九月だったかに延ばして辞めちゃった。いい人は辞めちゃうんです。病院にもよくきてくれた」と話す。再開が決まった時にはすでに辞めていた。

一二年三月になって、許可が出た。厚労省の担当者は上司に相談せず、杓子定規に決めていた。この話を知った上司が「被災地で、両施設は近いからいいだろう」と言って事態が動いた、と己保は聞いた。

一一年九月にはスタッフ十数人が残っていたが、年が明けると、待ちきれずに次々と去っていった。許可が出たときには、すでに新しい看護師は見つかっていた。「厚労省を今でも恨んでいる」と己保。

一二年四月のオープンの朝、町長もちょっと来たが「何だ、無理することなかったのに」と言われた。

入所者は十六人が戻った。スタッフは二十五人のうち八人が復帰したが、遠くの仮設住宅からの通勤だった。新規採用をすると、以前から働いていたスタッフが「私、疲れたから」と交代するように辞めていった。今も残っているのは、パート一人を含めて五人だけだ。

一三年三月決算は大赤字。累積赤字が大きい。東電は利子までは払ってくれない。「経営が大変だ」と訴えると「なんで満床にしないのか」と町長に言われた。「施設基準があるから」と何度言っても理解してもらえなかった。町長は一三年十一月の町長選挙に敗れた。

二〇一三年末で入所者は二十七人。介護職はパートを入れて十三人。看護師も三人。勤務のローテーションの関係などで、実際には基準以上のスタッフを雇っている。「入所者を月一人ぐらいの割合で増やしていきたい」

花ぶさ苑入所検討委員会

2013年9月30日（月）

今日は花ぶさ苑の入所検討委員会

なかなかこちらの態勢が整わず

少しずつの受け入れとなっています。

今日は４名の方の入所が決まりました。
これで27名
あと５名の介護職がいれば……もう一つのユニットも
開けることができます。

東電の補償は事故前の実績に基づく。開所したばかりの施設は、借金はあるうえ、入所者は少なく、人件費で赤字だ。賠償金では借金は減らない。「ショートステイ四人を含めて四十人の規模では、黒字にするのは難しい。経営を安定化させるには百人規模が望ましい」と己保は考える。震災がなければ、一一年に増床して八十―百床にする計画だった。そうすればギリギリやっていけるはずだった。

花ぶさ苑は広野町で唯一の特別養護老人ホームだ。設立時には町の補助を受けたが、震災後、行政からの援助はない。理事長は病院長で、施設長は己保だ。共に給料は全額、施設に寄付し、実質的には無給で働いている。東電は四十床分しか賠償しない。町長が代わって、増床計画も先が見えない。

ステッカー

震災後、あちこちで「がんばっぺ！　○○」という言葉を見た。いわき市でも「がんばっぺ！　いわき」のステッカーがはやった。病院があるのは広野町だが、二〇一一年四月にはいわき市の長瀬印刷が作って届けてくれた。己保はブログで「がんばっぺ！　いわき」「がんばっぺ！　広野」と書いた。すると、長瀬印刷が広野町版を作って届けてくれた。ブログで「早速、高野病院車と事務長の車にはっちゃいます！　菅野さんも『おぉ～広野だぁ！』と感動していた、と」と記した。

七月十五日のブログの最後に「がんばっぺ　じむちょー」のステッカーを作ってくれないかなぁ……、と書いた。すると、すぐに「がんばっぺ‼　じむちょー！」のステッカーが長瀬印刷から届いた。

ほかにもあり、全部で三種類。ピンク、水色、オレンジで、それぞれ十枚ほどしかない特別版だ。菅野は病院車に貼って、走っている。己保は自分の車には恥ずかしくて貼っていない。代わりに、事務長室に飾っている。それを見て「私、今、がんばっているのかな、と自省することがたびたび、あります」と真顔で言った。

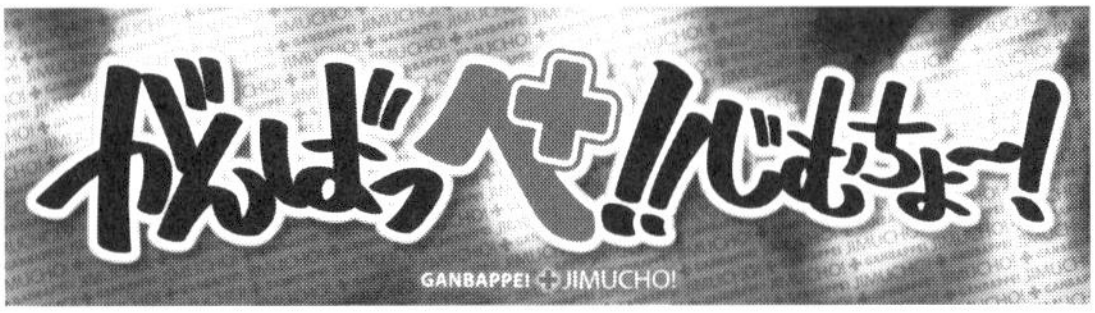
がんばっぺ!!じむちょ~!
GANBAPPE! JIMUCHO!

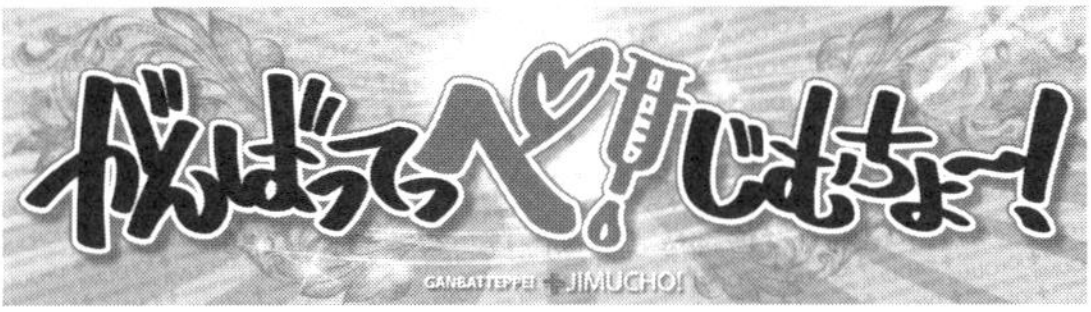
がんばってっぺ じむちょ~!
GANBATTEPPE! JIMUCHO!

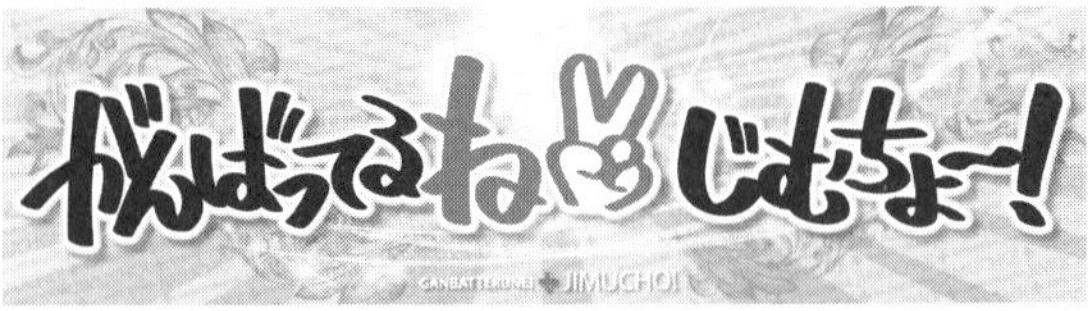
がんばってるね じむちょ~!
GANBATTERUNE! JIMUCHO!

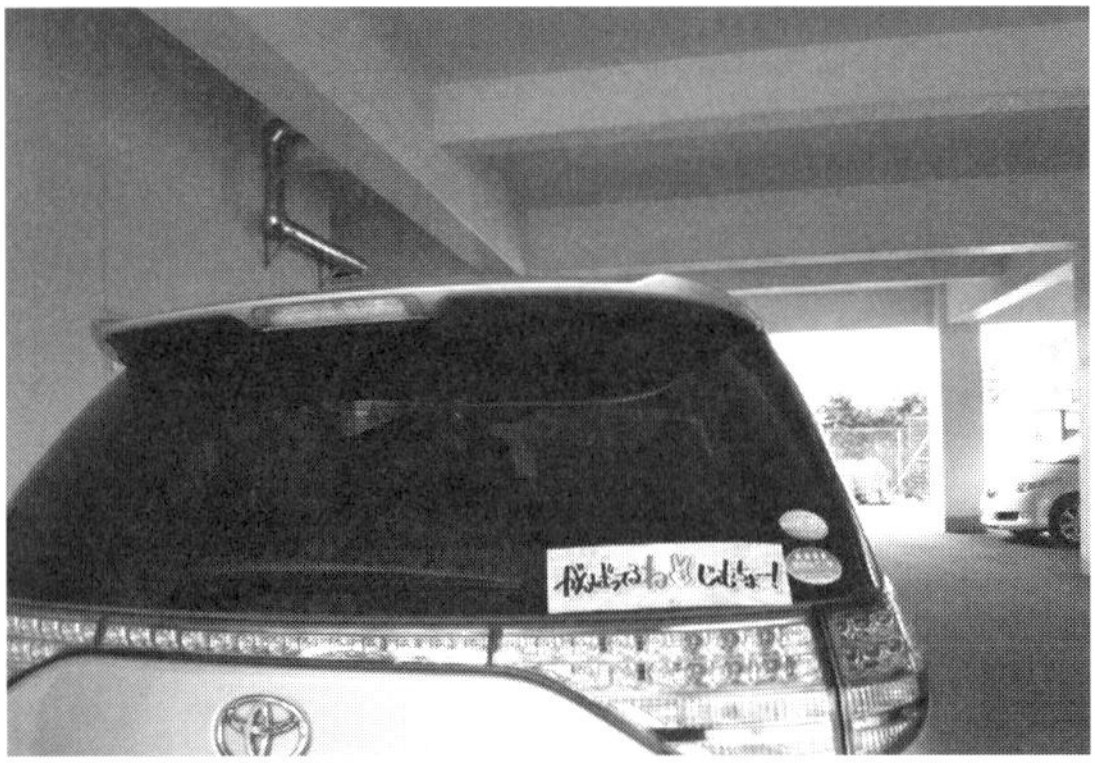

「がんばっぺ(がんばってるね)じむちょ～！」のステッカー(上３枚)
とステッカーを貼った病因車（下）

泣きながら笑う‼　笑いながら泣く‼
2011年8月1日（月）

今日は……じむちょー……
泣きながら笑える⁇　笑いながら泣ける⁇　ということを体験いたしました‼
先日のブログで、ボソッとつぶやいたら……
本当に……
がんばっぺ‼じむちょー！
ステッカーが届きました‼
細部のデザインも素敵なんです‼
しかも……
がんばってっぺ　じむちょー！
おしゃれなデザインです‼
さらに……さらに……
がんばってるね　じむちょー！
これもまたまた素敵なんです。

封筒を開けた瞬間に、大爆笑しながら泣いていたじむちょー
いわき市小名浜にあります、
長瀬印刷のNさん!! が
構想1日、デザイン1日、加工1日を費やして作成して下さったそうです!!
ありがとうございます!!
じむちょー、老い先短い人生ですが……一生の宝物にします!!
じむちょー！がんばるよ!!

ステッカーの次は病院のロゴマークができた。これもブログで募集して、作ってもらった。募集と発表のブログを紹介する。

高野病院ロゴマーク
2012年3月4日（日）

大募集!!
高野病院のロゴマーク!!

じむちょーが、つくると……
ファンタジーの世界の入り口になっちゃうの……ってどんなだ……
皆さんのアイデアをお寄せ下さいっ!!

すぐに、京都から申し出があった。居関孝男からで「じむちょー様へ　ロゴマークを募集されているのですか？　作成してみたいと思いましたので……」と書かれていた。作品はすぐに届いた。

四日後の八日にブログで発表した。居関は自称「ランナー」だが、色々な賞を総なめにしているデザイナーだ。

高野病院のロゴ

居関はデザインを以下のように説明している。

「高野病院からの「T」をアレンジして医師が患者を診察する姿として描きました。右上がりに配した二つの円（頭部）で回復に向かう様、線書きで全身と、その角丸でやさしさ、緑色で健康・清潔・希望、赤色で生命・喜び・愛情を連想させる配色としてあります。またロゴの部分の「○」に病院を表す十字とみんなにとって「＋（プラス）」になるように願いました」

己保は「もう、感動感激でございます。これからずっと大事に使わせていただきます」と感謝の言葉を書いている。このロゴマークは病院のパンフレットなどに使われ、シールも作られている。

こういう小さな幸せの話が己保には多い。

幸せはすぐそこに？

2011年7月10日（日）

こんにちは、じむちょーです。
みなさん、今日の地震＋津波は大丈夫でしたでしょうか??
夕方から雷雨になってきた広野町です。
昨日の朝ですが……
じむちょーが出勤してぼんやりと事務所内に立っていたら、
運転手のKさんが
「じむちょー、ほらっ、幸せになるように」
と、ある物を差し出しながら……

熱烈プロポーズをして下さいましたっ……あれ？
違った??
Ｋさんが持っていた物は
四つ葉のクローバー!!
敷地内の草刈りをしていて見つけたそうです。
さっそくお水に入れて鑑賞
実はじむちょー、実物を見るのは短い人生の中でも
二度目なんですよっ。
高野病院の敷地内にあるなんて……
幸せは本当にすぐそばにあるんですねぇ。
現在、じむちょーが持っている中で一番分ぶ厚い本……
医療関係者のバイブル……「青本」にはさんで押し花作成中です!!
社会保険事務局に知られたら怒られる?
それ以前の問題か？
ちゃんとできてるかなぁ……ドキドキワクワク幸せ気分です。

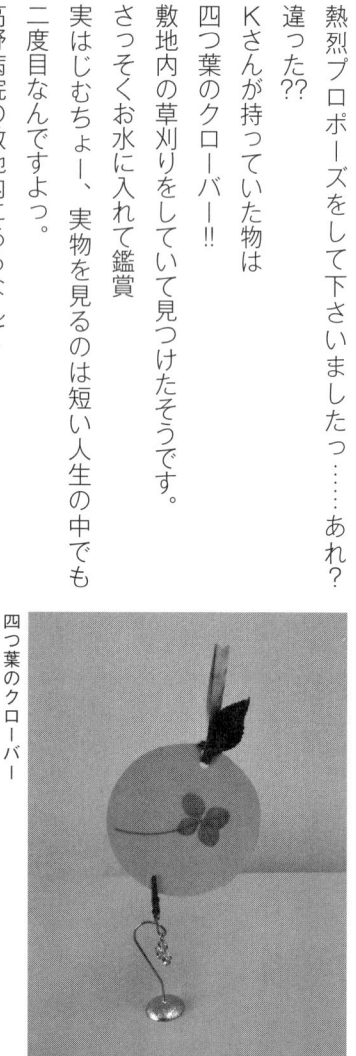

四つ葉のクローバー

この押し花も事務長室に飾られている。

援助の手

事務長室のロッカーの上などに、植物や人形と並んで写真が飾られている。その一枚は、病院の玄関前に並んだ自衛隊員だ。

三月から四月末まで、毎日、いや、昼も夜も水を運んで、高野病院の籠城を助けてくれた人たちだ。己保は顔見知りになった隊員と「最初は暗闇の出会いでしたね」と言って笑ったという。自衛隊が来ると、菅野が応対したが、己保は夜中でもお礼を言いに出て行った。いつも迷彩服を着ていて、関東から来たと話していた。

最後の日となった四月三十日、院長と己保が外出先から帰ると、作業を終えた隊員が玄関で待っていた。

「これから相馬のほうで遺体捜索の任務に就きます。その前に一緒に写真を撮りたい」と言った。菅野の話では一時間以上は待っていたようだ。隊員たちは院長、己保を囲んで記念写真を撮った。己保は風がちょっと強くて髪の毛が乱れるのが気になった。「これからこの写真をお守りにして頑張ります」と言った。握手をしてお互いに「頑張ってください」とエールを交換した。手を振りながら見送る己保。その姿が見えなくなるまで、隊員たちも手を振り続けた。飾られている写真は、己保が隊員たちを撮ったものだ。隊員はきりっとしたいい男たちだ。

水の補給は五月からは民間に委譲された。

自衛隊衛生班の医師と検査技師も三月二十三日に来た。医療関係者としては最初に高野病院に来た人たちだ。病院内の様子をチェックした後、何が必要かと聞かれた。依頼するとき「余分に頼んだ方がいいよ」とアドバイスもしてくれた。二十六日には太さの違う針三種類を届けてくれた。その後も、依頼したガーゼや注射筒、アルコールなどが送られてきた。

自衛隊の話になると、己保は何度も「ほんとうにいい人たちでした」「ほんとにありがたかったです」と感謝の言葉を繰り返した。

震災から数日後、病院の一階倉庫前の天井から水漏れがしているのに気付いた。病院内の配管系を担当している北関東空調工業の担当者に電話したら、依頼が多くて、すぐには人が出せないという。それで、担当者が電話で「そこに青いバルブがあって、その隣に小さいバルブが……」などと指示してくれ、それを聞きながら、長身の介護士が修理した。図面が頭の中に入っていて、天井裏が見えるみたいに的確な指示だったという。電話では「うちらは（放射線は）気にしませんから」と言ってくれ、実際、それからすぐにボイラーや配管を見に来た。電線をつないでつないで電気を復旧してくれた東北電力の人も職人の仕事だった。

「この人たちでなければ、こんなにうまくはいかなかった」。そう思うことが何度もあった。

取引先の人からも随分と助けてもらっている。リネン類を納入している小山商会仙台支店長は「若い者には行かせられないから」とワゴン車に積めるだけのものを積んで届けてくれた。

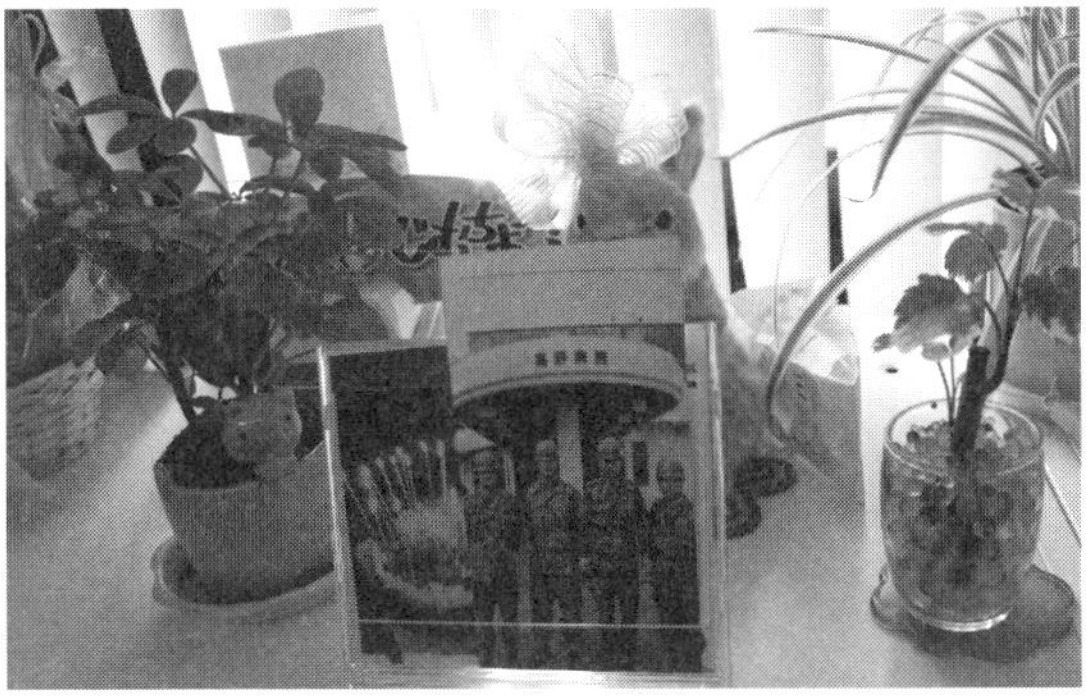

事務長室に飾られている自衛隊員の記念写真

製薬会社の担当者は職員用にと市販薬を持ってきてくれた。給食会社のレオックはユニホームをそろえてくれた。

ガソリンも不足気味だったが、三月二十二日には、東電広野火力発電所の所長が六十リットルもってきてくれた。

自衛隊からドラム缶でガソリンを運んでもらったことがあり、石油協会いわき支部の会長と話しているとき「ドラム缶で欲しい」と言った。会長から「誰か危険物を持っていればいいんだけど」と言われた。己保が事務長代理時代に資格を取りまくったのが役に立った。大和田商会がガソリンをドラム缶で運んできてくれた。

四月になると、東京や長野、奈良から車に支援物資を積んで来る人が現れた。食料やタオル、水など。どれもありがたいものだった。長野県から来てくれた人は、長野の納豆、おやき、お菓子を車に積んで来院した。その後も、宅配便で、山菜やおやきを送ってくれた。患者の家族もいろいろな物を届けてくれた。埼玉から毎週のように来た人は、お菓子を、楢葉町の患者の家族もいわき市のトマトなどをたくさん持ってきてくれ、スタッフを喜ばせた。

第五章

悔しいやら、悲しいやら

病院協議会

原発事故で大変だったのは、沿岸部の病院はどこも同じだ。福島県病院協会によると、沿岸部の浜通り地方には十六の病院があったが、いずれも地震や津波の被害は軽微で、原発事故が起きるまでは、診療の続行が可能な状態だった。第一原発から二十キロ圏内にあった七病院と三十四診療所は、警戒区域となったことから避難指示が出て、二〇一一年三月十二日から患者の避難が始まった。三十キロ圏内（緊急時避難準備区域）には六病院があり、高野病院以外の五病院と、圏外だが三十キロ近くにあった三病院は二十日前後までに「自主的に」退避した。搬送された入院患者は千六百人を超える。

双葉郡地区の民間病院で東電と団体交渉をという声が上がっていたころ、福島県病院協会から双葉郡地区の民間病院と連絡が取れないでいるので、西病院（浪江町）を窓口とした双葉地区被災四病院の連絡網設置を、と依頼があった。双葉郡、南相馬市の原発から三十キロ圏内の民間十病院の同意を得て、五月十六日、被災十病院の事務長らが福島市の中心部にある福島県医師会館に集まり、「双葉地区被災病院検討会（仮称）」を発足させた。いわき市や南相馬市の病院でも被害や影響が出ていたことから、六月には会の名称を「東電原発事故被災病院協議会」と変えた。二十一病院が参加し毎月一回会合を開く。メンバーは各病院の幹部事務職員だ。

この会議に己保は第一回から出席している。五月の会合で、震災後、初めて福島市に行った。普段から娘を心配する母朝子が買った線量計は持っていたが、病院を出るとき、病院の線量計も持って出た。高野病院は震災直後、広野町から線量計一台を借りていたが、その後、医療機器メーカーから何台もまとめ買いしていた。

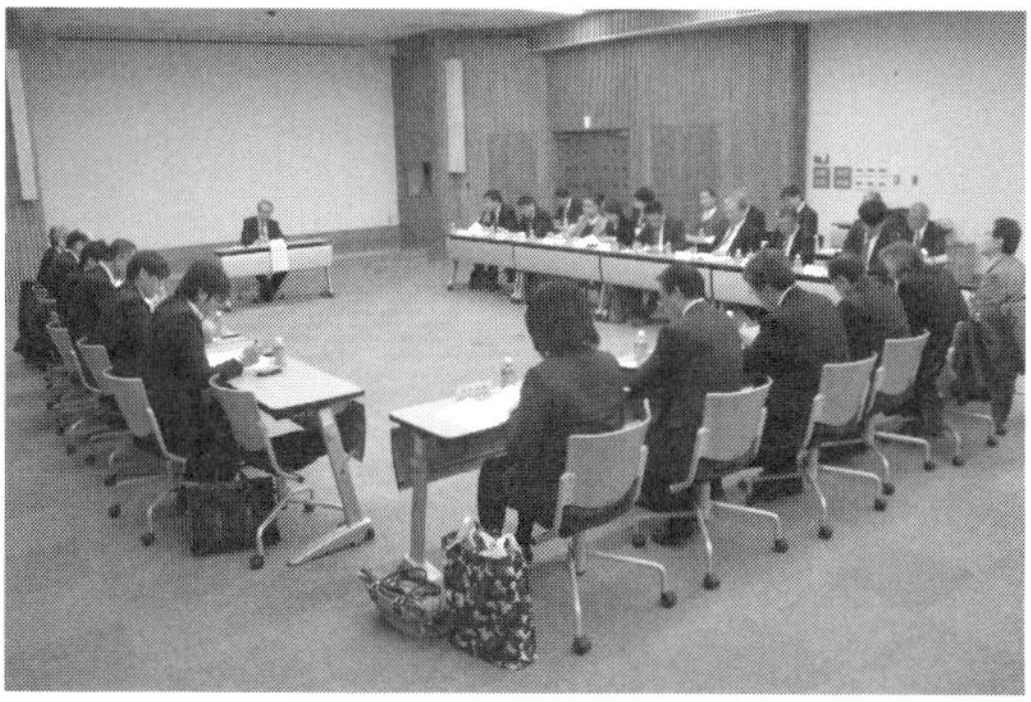

被災病院協議会（2013年12月）

福島に着いて、車から降りるとすぐに線量計を見た。毎時1・5マイクロシーベルトだった。「はぁー」と驚いた。高野病院よりも五倍も高い。

己保はときどき、院内や線量が高くなりがちな側溝の周囲などを測っていたが、病院内ではもう、線量をあまり気にしなくなっていた。それでも、広野町は国から緊急時避難準備区域とされ、町は避難指示を出している。そのため、住んでいる人はほとんどいない。一方、福島市は放射能汚染に関しては、何も公的な指示は出ていない。医師会館の近くには災害対策本部が置かれている。各地から人を集めて、今回のような会議も開かれる。どこかおかしい、と感じた。

震災前から、己保はいわき市の病院協議会に越境で入っていた。会員は、いわき市内の病院事務長だ。会は情報交換の場で、己保には役に立つことがある。困ったときに教えてもらえることもある。しかし、震災前は県単位の会合の場に出ることはなかったし、県厚生局に行くこともなかった。

会議が始まると、この会議の会長を引き受けた福島県病院協会会長・前原和平以外は、ほぼ知っている顔だった。前原は医師で、白河市にある白河厚生病院長を務める。この会で初めて、己保は他の病院が震災時、どういう状況だったのかという話を聞いた。

病院協議会がまとめた原子力災害に対する補償要望には「地域社会が復興し病院が原発事故前の診療業務に復することを前提とし、現状が一年間継続するものと仮定する」となっている。事故直後よりも一年後の方が厳しくなるとは、誰も予想していなかった。

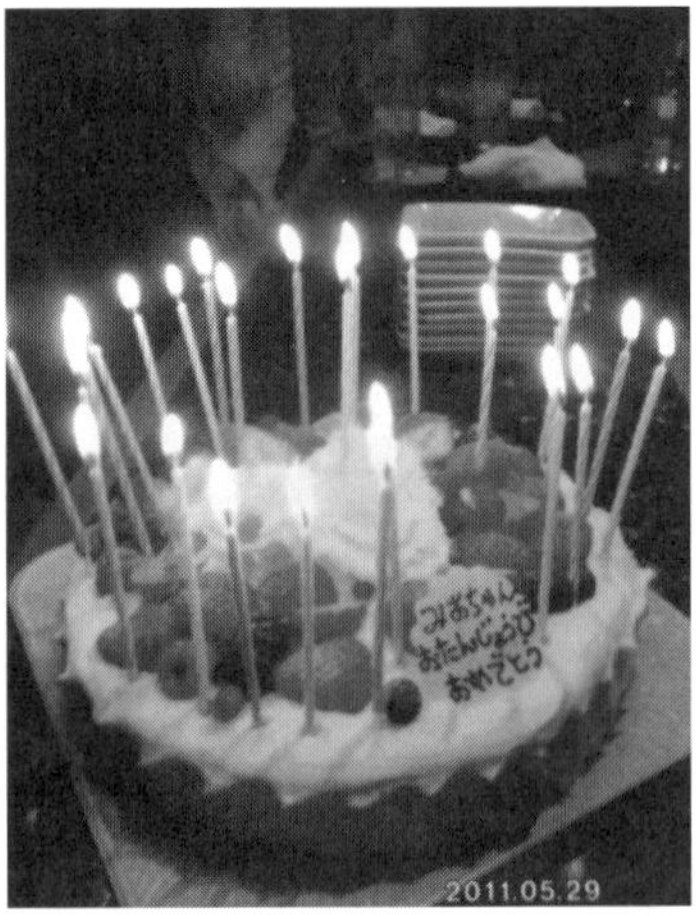
みおちゃん
おたんじょうび
おめでとう
2011.05.29
バースデーケーキ

会議の場で、よほど己保が気の毒に見えたのか、翌週に開かれた、いわき市病院協議会が社団法人になった記念の式典会合に、気分転換に出ておいで、とやや強引に誘われた。式典終了後、二次会に行くと、己保の誕生日ケーキが用意されていた。ケーキにはろうそくが二十六本立てられていた。ブログで己保が「二十六歳」と書き続けているのを知ってのことだ。ケーキの写真は事務長室に、自衛隊員の写真と並んで飾られている。

本を贈ってくれた人がいる。一冊は少林寺拳法の創始者、宗道臣の宗道臣語録『深刻な顔したって　世の中かわりゃせん。』だった。語録を開くと「友人、仲間をつくろう」とあった。

仲間はありがたいと思ったが、病院協議会は楽しくなかった。会議の目的は東電との交渉だが、他の病院は避難しているので、経済面のことにしか関心が向かない。余震が続く中で、今をどうするかを真剣に考えている高野病院とは状況が違いすぎた。

第二回（六月十三日）ではもう、三十キロ圏外の病院で、スタッフが足りないという話が出た。避難した患者を受け入れているからだ。

会合の前、前原会長は福島県病院協会として日本病院会に要望書を送った。最初の要望項目として「スタッフの派遣要請」を上げている。「現在も医師の応援を仰いでいる病院は数病院ある。今後の派遣を希望する病院は十病院近くあり、医師のみでなく、看護師、薬剤師、栄養士などが挙げられる。希望病院は原発三十キロ圏外で、放射線被ばくを恐れた自主退職者によりスタッフ不足に陥った病院が多い。短期ローテーションでなく常勤医、あるいは半年交代など長期のローテーションをお願いしたい」と書かれている。三十キロ圏内の高野病院は無視されているように見えるが、高野病院も要望したいことは同じだ。

要望書には、すでに福島県全体の医療が原発事故の影響を受けていることをうかがわせる記述がある。（1）福島県の小児の人口が一万人ほど減少しているとされ、小児科利用者数は減少している（2）いわき、県北では分娩《ぶんべん》件数はおよそ3割減少している（3）県中・県南でも里帰りお産は減っている（4）いわきでは住民の自主退避による人口減少で全科とも外来・入院が3割ほど減少している、などだ。これらは「風評被害」としてまとめられていた。影響は三十キロ圏を超えて全県に広がっていた。

お金の苦労にしても、人の苦労にしても、よその病院の話は、当時の己保には、ぜいたくな悩みに思えた。

「帰り道、高速道路を涙を流しながら運転した。悔しいやら、悲しいやら」

もちろん、退避した病院は収入がなく、当時はまだ、賠償の話が全く進んでいなかったから、厳しい状態ではあった。会議では、都銀から借りていた病院が「貸し剝がしにあっている」と報告した。

東京電力は六月二十日に開かれた「原子力損害に関する医療福祉関係団体連絡会議」で、病院協会などから出ていた「中小企業仮払いの対象に病院や福祉施設を含めてほしい」との要望に対して「今後の補償に関しては……誠意をもってご協議させて頂きたいと考えております」と、先送りした。結局、東電は事故後半年以上たった秋まで支払いをしなかった。

被災病院だけでは問題解決は難しいからと、県や国の担当者を呼ぶことにした。八月八日、福祉医療機構医療貸付部、厚労省医政局総務課と指導課、福島県災害対策本部、県保健福祉部地域医療課から八人もの来賓があった。

「中身はなかった。官僚は官僚。上から目線で聞いているだけ。私たちはやれることはやりますが、やれないことはやれませんからと言われた」。己保は「私たちが困っていることについて、やろうと努力もしないのか」と文句を言った。

官僚の次は政治家と考えたのか、事務局が当時野党だった自民党参議院議員の森まさこに声をかけた。九月には秘書が、十二月には本人が出席した。与党民主党の金子恵美も翌年から本人か秘書が出席した。

月一回の協議会で福島に行くようになったころ、浜通りを南北に結ぶ国道6号は、福島第一原発事故の影響で南北が分断され、広野町から南相馬市へは通行できなかった。己保は会議で福島市に来たついでに一泊して、翌日、南相馬市の七十七銀行の支店や県相双保健所に行くことにした。自宅から福島までは片道百三十キロ、福島から南相馬までは七十―八十キロだ。

南相馬市原町に行くのに「事務長の腕では危ないから、国道115号で相馬市に出た方がよい」と菅野に言われた。一一年の夏、初めて震災後の南相馬市に入ると、津波の被災地はまだ当時のままだった。行きは福島からだからよいが、南相馬市からの帰り道は遠かった。保健所の人に「ナビに飯舘村役場と東和支所と入れろ。そうすれば三春町に出る」と近道を教えてもらった。八木沢峠（海抜五二〇メートル）を越えて飯舘村に入る。

「八木沢峠を通るとき、ここで自殺しようかと思ったことが何度もある。私は六億円の事業主保険に入っていますから、私が死ぬと一番、お金が入るんです。そんなことを考えるときは、子供のことも頭にない。病院をうまくやっていくには、進むにしても、止めるにしても、何をやらなければいけないかを考えると、まず、お金でした。まじめに、ガードレールが開いていてうまく車ごと落ちたら死ねそうな場所を探したこともあります。誰にも迷惑をかけずに自爆するには、不自然でなく落ちるには、どちら側からどのガードレールの隙間から落ちればいいかと。途中、ここにぶつかると助かっちゃうな、とか。今だから言いますけど」と笑いながら話した。どんなときでもユーモアを交え、笑って話す。不思議な人だ。

一二年四月に協議会で陳情に行ったら、その後の国会で森は質問をした。

「わざわざ議事録を送ってくれたんです。みなさんのために森まさこはがんばっています、みたいに。ところが、そこでは、私が涙を流して訴えたことになっていた」と怒る。確かに、己保には取材で何度も話を聞いたが、辛かったことも笑いながら話した。本人が「やせていて、涙を流しながら話せば同情もしてもらえるのだが、プニョプニョの体では……、ねぇ」と言っているぐらいだ。質問に迫力を出すための、弁護士出身らしい脚色だったのだろうか。

そんなことがあったあと、資金ショートの問題で、協議会の出席者がみな暗い顔をしているとき、森が途中退席した。「これ、私がやっている法案です。あとで見てくださいね」と言って笑顔で去って行った。法案は子供被災者支援法だった。「あいつ、今まで俺たちの話を聞いていたのか」という声が上がった。

病院協議会は一一年からずっと「賠償金への課税を止めるよう」要望している。国は水俣病や宮崎県の口蹄疫《こうてい》の場合は非課税にしたことがある。宮崎県では政治家が主導して非課税にしたとされる。だが、病院協議会の要望で、政治家が働いて実現したものはなかった。結局、政府追及の材料にされただけだった。

病院協議会の不満

おもしろい資料がある。二〇一一年十月二十八日、東電法務室職員が高野病院を訪ねてきた際のやりとりだ。これを己保がまとめて、十一月の被災病院協議会で報告している。「D表支出に含まれる変動費　減算（ｉ）の書き方について」だが、内容が分からなくても理解できる部分を紹介する。

己保　一円でも支出があれば、減算しなくてもいいと言ったのでは。（別の担当者に繰り返し念押しをして書類を作成していた）

法務室　一円でもとは言っていない。減算しないと言ったのは、二十キロ圏内の、事業活動ができていない病院をイメージして説明していた。今まで我々が説明してきた話が十分伝えられなかったということが、社内でありましたので、今後はそこを連携をとりながら同じように他の病院とも進めていきたい。

己保　そちらが出した表で、そちらの説明したとおりに書いて、今さら何でだめなのか。

法務室　おっしゃるとおりです。ですが本補償は今最初の段階で、みなさんに、多く払いすぎてしまうと後からの方たち、特に個人の方たちにお支払いする賠償金がなくなってしまうので……。

最初は社内での意思疎通が悪かったといい、結局は賠償金があまりにも巨額になるので、値切り始めたと告白している。値切るために書類を出し直せ、というのだから担当者は度胸がいいのか、鈍感なのか。

この法務室職員は、「職員の退職は東電のせいではありません」とはっきりと言った、という。実は、浜通りの民間病院ではどこも、スタッフの退職が相次ぎ、収入が途絶える中で、退職金の支払いが資金繰りを苦しくしていた。原発事故で人材の流出とお金の両面で困っている相手に「東電のせいではない」というのも、すごい。

もっとも、この法務室職員に限ったことではない。福島では多くの人が賠償を求めた際、東電の「本件事故と相当因果関係ある損害ではない」「本件事故との間に相当因果関係は認められない」という言葉にうんざりしている。今の福島で原発事故と関係のないことは何もない、と怒っているのは、己保一人ではない。

このときの協議会では他の病院も退職金は賠償金の対象ではない、という説明への不満が渦巻いていた。小野田病院の東電との協議事項での報告では、東電は退職金の本来額を超えて支払った分については賠償の対象とすると回答している。だが、これも実現しなかった。

雲雀ヶ丘病院の事務局長金森圭子は国会で訴える機会がありそうということで用意した文書を公開している。その中で東電への不信を次のように記している。

私たちは、八月以降数回にわたり、東電との打ち合わせや説明を受ける機会がありました。

しかし、私たちからの要望や質問に対して、東電の職員が当日回答した内容がその後本社に持ち帰ると覆されたり、東電が作成する議事録には故意と思われる多数の記載漏れがあったり、所管官庁である厚生労働省には順調に進んでいるように報告するなど、東電の姿勢はまさにダブルスタンダードで、その場限りの対応には誠実さが感じられません。

事前の話し合いの中で、補償の対象にすると言っていた退職金や売上原価の取り扱いが本補償が始まると個別協議の末に否認してくるなど、病院が求める額と東電が提示する額には、大きな違いが発生しています。

民間病院にはさまざまな不満があったが、国や県も含めて金銭的な支援を誰もしないため、破綻の危機にあった。結局、「事故の影響で発生した逸失利益が賠償の対象」となった。東電にとって有利な条件で支払いが始まったのは、もっとも早い病院で十一月。困っている人間の足元を見るようなやり方、と受け取られている。

それを受けて国は利益に対する賠償だから課税する、としている。

財務省と金森とのやりとりを協議会の報告書から再録する。

財務省　損害賠償は逸失利益に対する賠償と追加的費用の二つがある。逸失利益に対する賠償は、避難指示等による減収分を賠償するものであり、もともとの収入に換わるものなので当然、所得となり、課税対象となる。被災地においては減価償却費、その他の経費のほか、地震や津波での建物等による損失が大きいので（所得から控除できる）、課税所得は小さくなるので、実質的に課税額はゼロか発生しても少額になるのではないか。

金森　原発被災地域では地震による被害は小さかったので、大きな損失は発生しない。経営を維持するため、支出は最低限に抑えているので、経費として控除するものもきわめて小さく、実際の課税所得は例年になく大きくなる。

財務省　逸失利益に対する賠償額を課税対象としたのは、東電から国税庁に出された賠償金の定義が根拠になっている。

財務省の役人は、地震や津波で病院の建物が壊れているでしょ、と言う。現場を知らないことをさらけ出している。しかも、地震や津波で壊れていれば、東電は原発事故との関係を否定して、賠償金は支払わない。浜通りではよくある話だ。無知なのか、とぼけているのか。

財務省の後半の言葉は、東電の賠償金が逸失利益でなく、個人の賠償金のように「見舞金」「精神的損害」に対する賠償金であれば、見直しもあるとしている。アドバイスのように見えるが、これを受け入れれば、東電が大喜びする。今後、もめるであろう見舞金・精神的損害に対する支払いを免れられることになるからだ。

福島では医療関係者に限らず、「日本の官僚は有能」は「原発は安全」と同類の神話になっている。

雲雀ヶ丘病院は一九五六年、南相馬市原町区にできた、相双地域で初めての精神科病院だ。第一原発からは二十五キロ北で、高野病院と似た状況だった。

事務局長によると、三月十一日、水道、ガス、通信が止まった。十二日には食料をはじめとする物流が滞った一方、二十キロ圏内の職員を中心に出勤困難者が続出。入院患者は非常食、非常時献立で対応したが、移送開始の予定日だった十五日で食糧が尽きた。十六日午後十一時三十分に自衛隊が菓子パンやカップ麺を届けた。十七日午前五時三十分に百八十八人の移送開始。理事長兼病院長は移送が始まると過労のため倒れて入院したという。

行政の壁

二〇一一年四月二十二日、二十キロ圏内などは「計画的避難区域」となった。広野町は半径二十―三十キロ圏内で、この日、「緊急時避難準備区域」となった。

経産省が出した緊急時避難準備区域の説明は「緊急時に避難のための立ち退きまたは屋内への退避が可能な準備を行うこと」となっている。だが、「この区域においては、引き続き自主的避難をし、特に子供、妊婦、要介護者、入院患者等は、当該区域に入らないようにすること」と続き、小中高校は休校、勤務などでやむを得ない場合は立ち入りは妨げられない、とあって、ほとんど「入るな」と読める。

高野病院は警戒区域の見直しの最中に、茨城県に避難させた患者の引き取りを始めていた。これが県からにらまれた。県は事前に高野病院に指示したわけではないが、緊急時避難準備区域では「短期の入院しか認めない」方針だった。

ゴールデンウイーク前に突然、担当者から電話がかかってきた。どなっているだけで、何が悪いのか、己保には分からなかった。

高野病院はこのころ、楢葉町から避難する家族から「一緒にばあちゃんは連れて行けないので、面倒を見てほしい」と託され、受け入れた。職員の親族で、避難所で認知症が進んだ高齢者を入院させた。さらに、茨城県に移送した患者を順次、戻そうとしていた。それが、県の担当者の逆鱗《げきりん》に触れたらしい。

国が緊急時避難準備区域に決めた場所に、緊急時の避難が難しい患者を収容する事は問題があるのか。院長は己保に「ペナルティーがあるのか」と聞いた。連休明け、厚労省に問い合わせると「今のところない」という返事だった。高野病院は受け入れを続けた。

南相馬市立総合病院は、高野病院と同じように屋内退避指示が出され、緊急時避難準備区域となった。病院はいったん、全員が避難したが、地域医療の拠点として、準備区域に指定後、医療を再開した。

南相馬市立総合病院のホームページによると「四月二十二日には、緊急時避難準備区域となり入院患者をおけない状態が続いていましたが、五月十八日から脳外科五床の入院が可能となり……」と書いてある。その後、六月二十日に七十床、八月一日より百床、十一月一日より百二十床の入院が可能になっている。緊急時避難準備区域であることに変化はなかったが、五月、六月、八月と増えていっている。解除は九月末だった。

南相馬市は浜通りでは、住民の帰還率が高い。それは病院があって、医療への不安が小さいから、とされている。

大家さんの言うことには……
2013年8月19日（月）

今高野病院とっても困っています。
こんな日が来るだろうとは思っていましたが……
まさか現実になるとは……

どうしよぉぉぉぉぉぉぉぉぉ〜〜
実は遠方から広野に赴任してくださった方と、
他の病院から派遣で来てくださった方のために
某町営住宅を二戸お借りしておりました。
その方たちがお帰りになったので、今月いっぱいで
お部屋をお返しすることになったのですが……
元の状態に戻して返してくれと……
言われてしまいました。
元の状態……元の状態…
壁は崩れ落ち、床は落ちていて……
網戸はボロボロ……
その他もろもろ……正直そのままで人が住めませんでした。
それをリフォームして、床や天井、壁までなおし……
きれいにペンキを塗ったり、網戸や畳を張り替えたり……
そうして使わせていただいていたのですが……
「元の状態に戻して返すように」と、言われちゃいました。

どうしよう……床は踏み壊すか??
網戸は破る???
壁も殴り倒す??
畳……畳……どうやってボロボロにしよう……
うーん、困ったぁ……
誰か助けてぇ〜
猫でも2、3日閉じ込めておくしかないか??
それとも残りの日数をじむちょーが住むか??
そうしたらすぐにボロボロさぁ〜

己保はしばしばブログで「来て、見てください」と書く。町も現場を見ていないのだ。震災の記憶が薄れるとともに、役所から融通という言葉は消えていく。国道6号は二〇一二年十二月から、福島第一原発周辺十二市町村の職員と、十二市町村の除染・復興に携わる事業者に限って通行できるようになった。その際、自治体が発行する通行許可証が必要になる。その後、通勤にも認められるようになった。

病院は外に出ちゃダメなんだって

２０１３年４月18日（木）

今日は、花ぶさ苑医務室に監査が入りました。

保健所から職員の方が２名いらっしゃいました。

いくつかアドバイスをいただき、無事に終了。

うーん……いいなぁ……。車には警戒区域の通行許可が貼ってありました。

じむちょーもね、保健所のある南相馬市にまっすぐ行きたい!!

南相馬市には、取引銀行もあるし……他の病院との打ち合わせに行くのにもいつも遠回り……

１時間15分を一日がかりで行くんだよぉ。

でもね……

広野町は病院に許可を出してくれないの。

町が許可証を出すのは「広野町の復興のために、外部から入ってくる業者のみ」だそうです。

広野町の復興に、高野病院は役に立ってないんだよ……。

じむちょーだって、遊びに行くわけじゃないんだよぉ……しくしく……

花ぶさ苑のことも含めて、すぐに南相馬市に行けると本当に助かるのに……

広野町にはもともと高野病院しか病院はない。町立病院であれば、許可証は出ただろう。原発事故で避難した市町村ではどこも、住民の帰還を促すには医療機関が大事だとしている。復興庁の「早期帰還・定住環境整備工程表」にも、高野病院の再開と花ぶさ苑の再開が独立した項目として取り上げられている。「民間」と「公的な役割」を、役所が使い分けている感じだ。

一三年十一月の選挙で落選した町長は、高野病院の窮状に対して、積極的に手助けをしようとはしなかった。行政は民間を特別扱いしない、というのだ。そういう姿勢が役場全体に反映されていたのだろう。それを知って知らずか、高野病院が東電病院の医療スタッフを応援に、と要望した際、東電は「民間には出せない。町からの要望なら別だが」と言って断った。

言葉が通じない

高野病院は二〇一一年八月、東電を相手に損害賠償請求の訴訟を起こした。十一月七日ごろに結審した。資金繰りが悪化しているときで、いつ振り込まれるか分からないお金はあてにできなかった。保証料二百万円余りを払って地銀からお金を借りた。十五日ごろに振り込みがあった。東電が十五日に払うと言えば、必要のない保証料だった。

この和解後、東電は各病院への補償を始めた。

東電からの賠償のめどが立たないため、病院によっては金融機関の貸し剝がしを心配するなど、影響が出ていた。東電は事故後、長期間、病院関係者にはまったく役に立たなかった。己保はブログにその様子をユーモラスに書いた。

言葉が通じない……

2012年1月9日（月）

こんにちは、じむちょーです。
今福島県にはドラえもんが来ているそうです。
そして、じむちょーにこれを持ってきてくれたようです!!
ほんやくコンニャク!!
ありがとう！　ドラえもん!!
これさえあれば、どんな言葉も理解できちゃうんだよね！
では、さっそく……先程お見舞いにいらした患者さんのご家族のお話を翻訳!!
「東電は家族のお見舞い時の交通費は、月1回分しか認めない」
あれ??　翻訳できないなぁ……

その方は震災当日の夜、道が遮断されていたのに、徒歩で病院へいらっしゃいました。
ご自身は埼玉に避難されて、それでも毎週最低1回は、埼玉の避難所から
ご家族のお見舞いにいらっしゃいました。
ご家族はもとより、あの混乱の中、お見舞いにいらしていただけることが
私たちスタッフにとっても、どんなに心強かったか。
それなのに1回分??　駄目だ……翻訳できない……。
次はっ
「補償金申請の最初の人たちにお金を出しすぎると、後からの人たちのお金がなくなるので、今まで説明していた計算方式を変えます（笑）」

えっと、これは……なになに……企業努力をするつもりもなく、自分たちの身は守り
被害者には十分な補償はしないってこと……。
うーん、最後の（笑）は翻訳できないなぁ……。笑いながら言えることなのかぁ……。
ドラえもん……せっかく福島に来てくれたのに、言葉が通じないよ……。
国の中央の人たちは、毎日毎日私たちが、言葉の通じない人たちと
悲しい、苦しい、怒りの中で会話をしていることを理解しているのかな??

それとも私たちの言葉も、ほんやくコンニャクを使わないと、彼らには通じないのかな??

いったい誰が正しく私たちの言葉を翻訳してくれるんだろう……ね……ドラえもん。

ちょうど、郡山市で「ドラえもんの科学みらい展」が開かれていた。後半のエピソードは、すでに紹介した二一年十月の東電法務職員とのやりとりだ。しかし、これぐらいでは怒りが収まらない。

言葉…ことば…

2012年1月24日（火）

都心は雪ですが、広野町は快晴です。

ところで、最近じむちょー結構へこんでます……

いや……お腹は凹まないんだけどね……

某電力会社の人たちの、優しげな、でもとっても失礼な言葉の使い方になんだか、話すのも嫌になっちゃうくらい。

何かというと中間指針を盾に取り、恩着せがましい言い回し……

私たちは、ゆすりたかりじゃないんだよ……。

正当な権利を主張しているのになぁ……。

（以下略）

東電に対して損害賠償請求を起こしたので、よけいに不愉快な思いをしたようだ。己保は「あっち（東電）の弁護士の憎々しさを今でも思い出します。私より若いんだろうなあ、と思いましたが、人生の成功者っぷりでした。担当窓口の男の子も、平気でこちらに非があるように話をしていました。左手の指輪を見るたびに、心の中で『あんたは自分の今している仕事を家族に誇れるのかよ』と悪態をついておりました」とさらっと言う。

社会主義国家……??

2012年2月28日（火）

こんにちは、じむちょーです。

昨日じむちょーは福島市へ

第10回東電原発事故被災病院協議会に出席しました。

人材の確保もさながら、今の私たちの一番の要望は賠償金を非課税にしてもらうことです。

利益の補てんだから課税されるのは当然というのは理解していますが、それは通常の時であって、8か月以上も収入が途絶えた中で必死にこらえてきたんです。復興したときに必要な医療を守るために……。

こんなときに特例が認められなくて、いつがあるんでしょうか??

他の団体は、まだ課税に関しては問題にしていないため病院協会だけが騒いでいる……というとらえ方をされています。

福島県民はおとなしすぎるのでしょうか??

同じ賠償金でも、宮崎の口蹄《こうてい》疫の時には非課税になりました。

これは、政治家が戦って戦って勝ちとった成果だそうです。

福島を守ろうとする政治家はいないのでしょうか??

森まさこ議員が首相へ質問した答えは「他のところと均衡を欠くから」との返答だったそうです。

福島の子供たちの医療費についても同じ答えだったそうです。

均衡
これだけ福島県民は大変な思いをしているのに、他の県とのバランス??

そちらのほうがよほど差別ではないでしょうか??
震災後、日本人は素晴らしいって評価が外国からありました。
その評価は日本人＝東北人です。
福島県民です、宮城県民です、岩手県民です。
中央の人間はそれがわかっていますか??
一向に進まないがれき処理
そんな国で「絆」なんて言葉は使わないでください。
自分たちの造った法律が、現場で生かされているか、ちゃんと見てください。
じむちょーの考えは均衡を欠いているかもしれません。
それでも、声をあげて言い続けていくしかないんですよ。
がんばろうぉ!!　福島県民!!

次は病院に直接、影響があった話だ。

東電……電気代値上げが……高野病院にも
2012年5月15日（火）

こぉ～んにぃちぃ～わ～、じぃむぅちょぉぉぉぉぉですぅぅぅ。
間もなくじむちょーの電池が切れます……
電気料金が値上げされることになると、じむちょーの電池も買えなくなります……
またしても、じむちょーが変なことを言っていると思うよねぇ……
そうだよねぇ……
じむちょーもさ、東電の電気料金の値上げの影響が、
高野病院にもあるとは
夢にも思ってなかったのさぁぁぁぁ!!! って、
高野病院の警備員さんたちは、東電の子会社の方たちなんです……
広野町、広野町の企業にとって、
いつもお世話になっている頼もしい地元の会社です。
でもでも……このたびの東電企業再生…などにより、
これからは、東電の仕事しかしないそうです……。

つまり、利益はすべて東電に……不採算事業は撤退……
そうなったようです。
なのでなので、高野病院からも撤退……
東電は、原発事故で私たちからスタッフを連れ去り
さらに自分たちの事業を守るためにまた働く人たちを
連れ去るんですよ…
（以下略）

高野病院からすぐ近くに東電広野火力発電所が見える。ご近所さんで、震災直後は、発電所長がガソリンを届けてくれたこともある。院長は産業医として、発電所の職員の心身の健康を診ていた。理由はわからないが、二〇一一年夏、東電は産業医を解約した。

特別な努力

2012年7月11日（水）

第14回被災病院協議会へ

最後に東電からの新しい賠償制度？　の説明

ここでね……

新たに「特別な努力」という新しい請求への反映方法が説明されたの

つまり……

事業を再開・移転している事業所は、がんばって働いた分は

売り上げに含めないで計算してくれるって方法

でもね……

その対象となる収入金額は勝手に東電が決めたの

だから、相双地区の病院で当てはまるところは一つもないんだよぉ

20～30キロ圏内の病院が一生懸命大変な思いをしながら

地域医療を守ってもいても……

それは東電の言う「特別な努力」にはあたらないそうです

警戒区域の病院が、再開を目指して必死になっていることも

「特別な努力」にはならないそうです。

結局、がんばればがんばるだけ無駄……なにもせずに

いつ終わるかわからない賠償だけもらっていればいいのでしょうか？

私たち医療関係者の努力は
東電にとって、国にとって
無駄な努力だといわれているも同然です
震災から一年以上
こんな思いを日々感じながら、
相双地域の医療を守る必要があるのでしょうか……
と、言ってみたくなったじむちょーです。
じむちょー、今日は朝ごはん食べてないから……元気でないや……
(一部省略)

このブログに寄せられたコメントが素晴らしい。


家族、親族が長年お世話になっています。

本当にがっかりさせられる事が多いですね。

私たちは高野病院や花ぶさ苑がどれほど頑張ってこられたかを知っていますし、感謝しています。

そして現在も以前と変わらず診療し、花ぶさ苑を再開してくださいました。

まだまだ大変な状況で。

それがどれほどの価値がある「特別な努力」かは、東電や国にはわからないかもしれませんが、
私たちは知っていますし、感謝し尽くせません。

医療人としての「誇り」はお金には換算できないできないかもしれませんが、大切に持ち続けてください！

今後ともよろしくお願いいたします！

今日の日記はトーンが低いのでいつもは見ているだけなのですが、つい書き込んじゃいました。

おいしいごはんとおやつを食べて元気になってください！


もう一つ、コメントを紹介する。

営業再開……ありがたいことです。
われわれ、除染業関連業務に携わる者にとって、より、作業所に近い医療施設が営業されている
事が、大変ありがたいことなのです。
頑張って下さい。地域の皆様のために。私たち、現場で働く仲間たちの為に。

エールに応えるように、除染の人向けのブログが八月に出た。

咬まれた‼　刺された‼　そんな時は……

2012年8月25日（土）

処暑も過ぎたというのに……相変わらずのお天気ですね。
それでもまだ広野町は海風があるからねぇ……
ところで、ところで……
今月10日から隣町の楢葉町《ならはまち》（の警戒区域）が解除され
来週からは本格的な除染チームが入るそうです
広野もそうですが、楢葉も……
除染チームを陰から支える高野病院‼
熱中症、怪我、ハチ刺され、マムシにかまれた‼　等々の
救急外来を行っております。
ご自宅に戻った楢葉町の町民の方たちにもご利用いただいております。
最近は、ハチ刺されが多いです‼

みなさんお気をつけてくださいね。
そんなわけで……
マムシ・ハチ用に、緊急時対処方法のチラシを作ってみましたっ!!
後日楢葉町を通して配布させていただきますね
除染に入っている会社のみなさん!!　楢葉町のみなさん!!
どうかご安全に作業が進まれますように
高野病院も応援します!!
じむちょー……マムシもハチも大嫌い……
チラシを作るのに画像を探して……泣きながら作ったよぉ……こわいよぉ……

「ハチ刺されは結構、来ます。マムシの血清は以前、一人分置いてましたが、期限切れになって、どうしようかと思っていたら、除染をしている会社の人から置いてほしいと言われて、二人分用意しています。役に立っていると思っていないのは、県とか国とか東電だけです」と己保。

翌年もエールを送っている。

除染の皆様お疲れ様です

2013年8月10日（土）

こんにちは、じむちょーです。
みなさん体調は大丈夫ですか⁇
昨日、楢葉に除染で入っている会社の方が
お盆前で日曜日も作業をするので、
何かの際には受診をお願いしたいといらっしゃいました。
院長……「ばっちこーい～（任せろ、やってやるぜ）」ということで⁇
ほんとかよ⁇
緊急受け入れ万全体制を敷いておりましたが
この暑さ……
作業のほうも進まないということで、
今日の午後からお休みに入られたようです。
お盆休みで体を休めて
またよろしくお願いします。

早く暑さが和らぐといいですね。
何かあったら……
高野病院がありますからねぇ〜

終章

進むしかない！

患者や家族、町の人、除染作業員……。そういう人からの感謝の言葉だけではない。原発事故を生き抜いた高野病院を称賛する声は専門家からも出ている。

日本医師会総合政策研究機構は二〇一三年十月、「平時の想定を超える大規模災害時の緊急事態対処法制の在り方について」というリポートをまとめた。その中で、高野病院を「現場の判断で患者の命を守る」ことに成功した例と紹介している。そして、高野病院の経験をもとに、「医療分野では、現場が機能を１００％発揮できるように上部組織は『現場支援』に徹する方が現実的」としている。己保の口癖は「邪魔をしないでほしい」。リポートの提言は、現実にはそうなっていないことを指摘している。

浜通りにいる人たちの多くは、原発事故が収束したなどとは考えていない。次、何か起きたときには、国や県がしっかり対応してくれると信じている人もまずいない。高野病院は福島第一原発から三十キロ圏内にある。次に備えて、次がもし起きたら、今度はもっとうまくやるために、ハード面とソフト面で整備を進めている。

院長と己保に、病院関係者へのアドバイスを聞いた。

院長はこう言う。

「原発に近い病院は逃げるしかないが、ここのように離れた病院の場合は別だ。やっている人の考え方の問題もあるが、あわてて動くより、病院に立てこもり、放射線量をみてから動けばいい。医療関係者には放射性物質に対する知識があるべきだが、今回はなかった人がいた。原発の内部など、線量が高いところで被ばくした患者と、避難している人とでは、必要な知識は違う。

立てこもると、患者の治療を継続することになる。スタッフはほとんど、泊まり込みになる。泊まり込んだときに寝る場所を確保する。食糧を確保する。スタッフの残った家族のことを考えて、それぞれのスタッフについて帰すか、残すかを考える。小さい子のいるスタッフを残すのは無理だ」

事務長の己保の考えは。

「籠城するといっても、病院をやるのにはどういう人が必要かがわかっていない。お掃除のおばちゃんも給食のスタッフもいないと、病院は成り立ちません。震災前まで、ストライキされたらどうしようとか考えたことはありませんでした。今は介護のスタッフが全員、私たち辞めます、と言ってきたらどうしようと考える。日ごろから、いろんな場合を想定して、対応をイメージしています」

震災後、起きたこと、困ったことを順番に思い返してほしい。

最初、統括看護師の松本は、点滴のスタンドが倒れそうなので、輸液バッグをベッドの上に放り投げた。

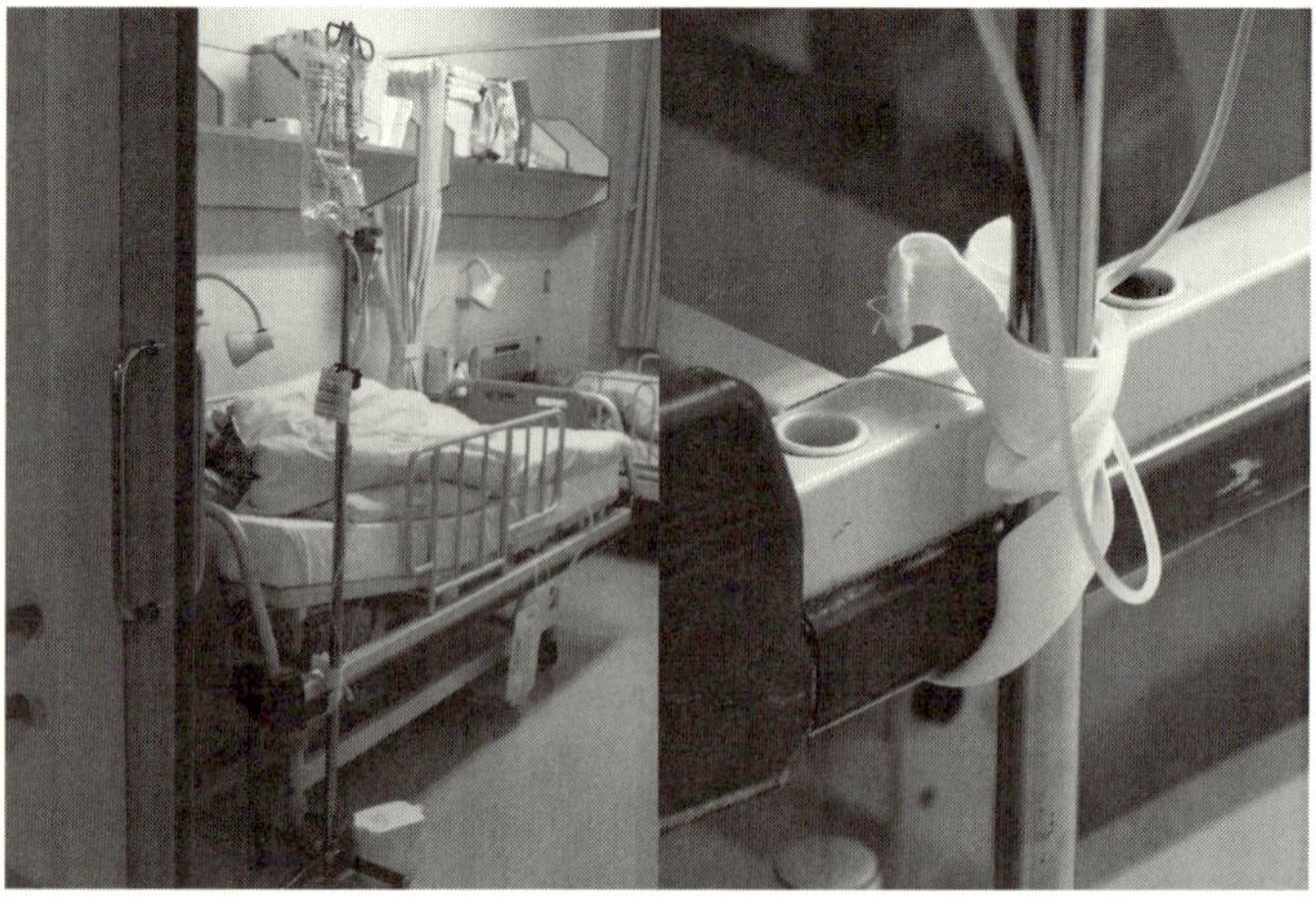
点滴のスタンド

病室にはいくつものスタンドがあり、看護師がすべてを手で押さえることはできない。今、高野病院の病室をのぞくと、点滴スタンドがベッドにくっつくように置かれている。スタンドの足元を見ると、マジックテープでベッドに固定されている。マジックテープなので、着脱はさほどの手間ではない。震災後も大きな余震が続いている。点滴スタンドは心配ないと思えば、別のことができる。安上がりで効果は大きい。

次に困ったのが通信だ。己保は、ａｕでも新しい機種の携帯電話だった。通話はできなかったが、メールは使えた。院長はａｕでも機種が古く、メールも通話もできなかった。スタッフの中では、ドコモの新しいスマートフォンと、ソフトバンクの新しい機種が通じた。夫博文にドコモを買ってきてもらったが、時によって通じなかった。そこで、県対策本部からソフトバンクを三台借りた。その後、ａｕが回復したら、ソフトバンクがダメになった。携帯電話は地震や津波で中継局が壊れたりしたため、通話ができないエリアが生じたり、通話やデータ送信の需要増加に対応できなかったりした。結局、どこの会社を選んだにしても、非常時には限界がある。

高野病院は対策本部から衛星電話も借りた。しかし、衛星電話は室内からはかけられないという欠点があった。

今、事務長室の壁に自前の衛星携帯電話が置かれている。アンテナを屋上に立てて、事務長室からでも使えるようにした。さらに、衛星電話に電話がかかってきたら、代表番号に自動的にまわるようにした。

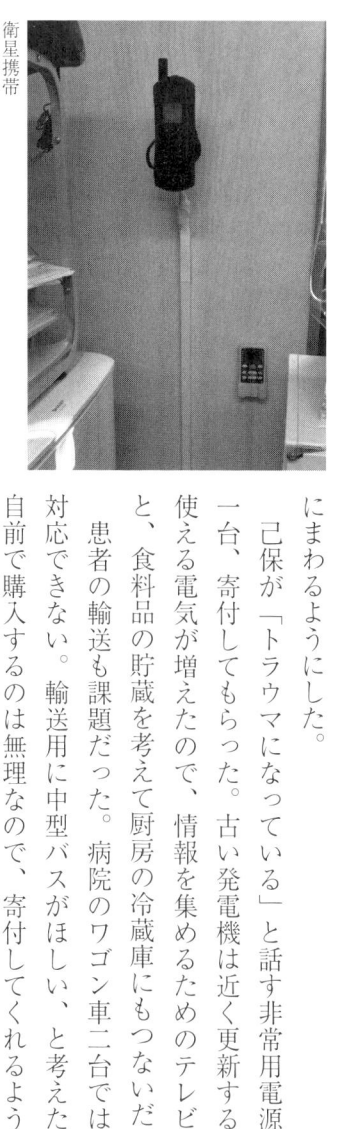

衛星携帯

己保が「トラウマになっている」と話す非常用電源。一台、寄付してもらった。古い発電機は近く更新する。使える電気が増えたので、情報を集めるためのテレビと、食料品の貯蔵を考えて厨房の冷蔵庫にもつないだ。

患者の輸送も課題だった。病院のワゴン車二台では対応できない。輸送用に中型バスがほしい、と考えた。自前で購入するのは無理なので、寄付してくれるようにあちこちに頼んだ。ブログにも載せた。おかげで、二〇一二年十二月、郡山中央交通が二十四人乗りの中型バス一台を寄贈してくれた。職員が大型免許を取ったので、病院の判断で移送を始められる。バスには水、毛布、ティッシュ、トイレットペーパー、タオル、ゴミ袋、おむつとパッド、マスク、スプーン、紙コップ、筆記用具、食事用のとろみなどを、常時積み込んでいる。同じころ、楢葉町の有限会社クリエイトは、デイサービスセンターゆずのさとで使っていたマイクロバスを花ぶさ苑に貸してくれた。車いすで乗降できるリフト付きだ。

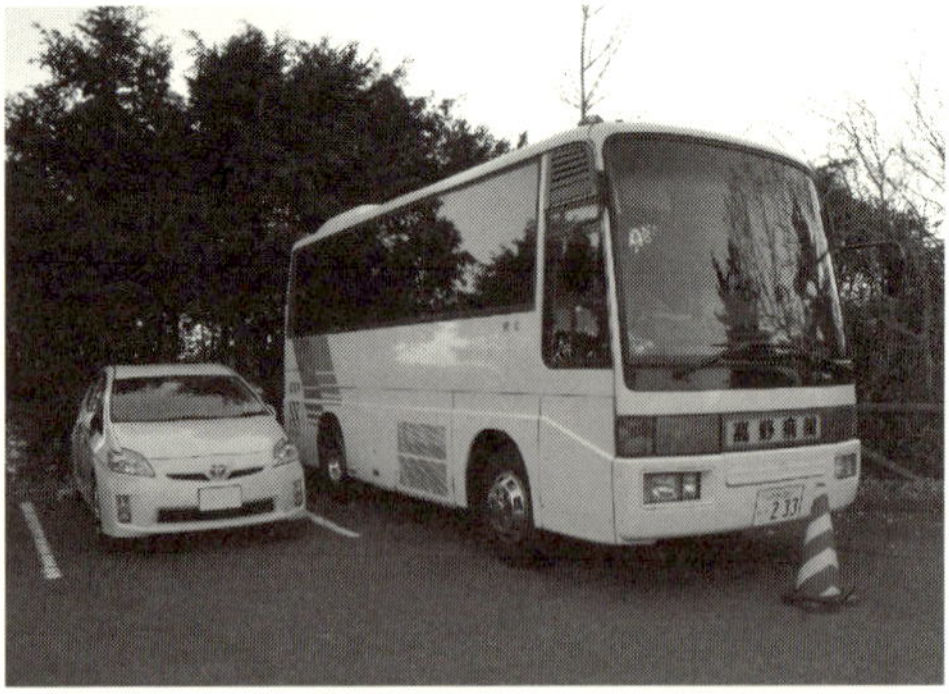

患者搬送用のバス

ソフト面ではまず、防災訓練だ。花ぶさ苑で一三年四月に実施したときの様子がブログに書かれている。

訓練当日のブログでは「まずはやってみて、それからまた改善していこう‼　という気持ちでみんなで頑張っています」と書き、「避難先の確保は難しいです。もし、避難協定を結んでいただけるところがあれば、私たちの教訓をいかし、何かの時は逆に私たちが全力でバックアップいたします！　全国各地の病院・施設の皆さま、ぜひご一考をお願いいたします」と呼びかけた。訓練の様子はブログをそのまま紹介する。

花ぶさ苑・原子力災害時の避難訓練

2013年4月27日（土）

昨日は土砂降りと雷の中……訓練を行いましたっ。
消防署から3名の隊員がきてくださいましたっ。
朝の2時3分、震度6弱の地震により、原発事故が発生
町の町内放送で避難指示が出たという想定でよーいドン!!
連絡の電話が留守電になっちゃったり……アタフタ……
避難だけでなく待機（籠城）するための準備も並行して行いました。
今、入所されている入所者さんの状態に合わせて、
バスに乗り込む手順などを確認もいたしましたっ。
こんな感じ……
終了後反省会と消防からの講評を……。
寒かったから、掛け物は必要だったねとか……
備品は下に置いておかないと出すのが大変……
バスの中の配置の反省……いろいろと出てまいりました。

消防からは「とにかくあわてない」というアドバイスをいただきました。
火災と違い、原子力災害はすぐにどうなるかの判断はつかないと。
2年前の高野病院のように、そのまま屋内に退避する場合も考えられるって。
一番ね……難しいのは……スタッフの応援要請です。
消防の方たちは自分たちはこういう職業だから……とおっしゃいましたが、
私たちは応援の要請は強制できないと思っています。
だからマニュアルのセリフ?? にもそういった言葉を入れてあります。
できれば2年前のように、職業意識と家族と……
どちらを取るかで苦しむスタッフの姿
どちらをとっても苦しんだスタッフの姿を
もう2度と見ないですむように……
心からそう祈ります。
私たちはあの時をしっかり心に刻んで、
今後にいかしていかなくてはいけないと思っています。

患者を乗せたバスの行き先もできた。埼玉県の新しらおか病院と協定を結んだのだ。新しらおか病院は患者搬送後、高野病院を見に来たぐらい災害時の対応に熱心だった。それが縁で、二〇一三年七月、「災害時などにおける病院間の相互支援に関する協定書」を取り交わした。

新しらおか病院は精神科だけの病院。「入院患者を他の病院がなかなか受け入れてくれないという気持ちがあったのでは」と己保は推測する。病院では心配しているが、「埼玉県には埼玉神話があって、自然災害などで他県を受け入れる事はあっても、こちらから頼む事はないと県庁では考えているようだ」と聞いた。

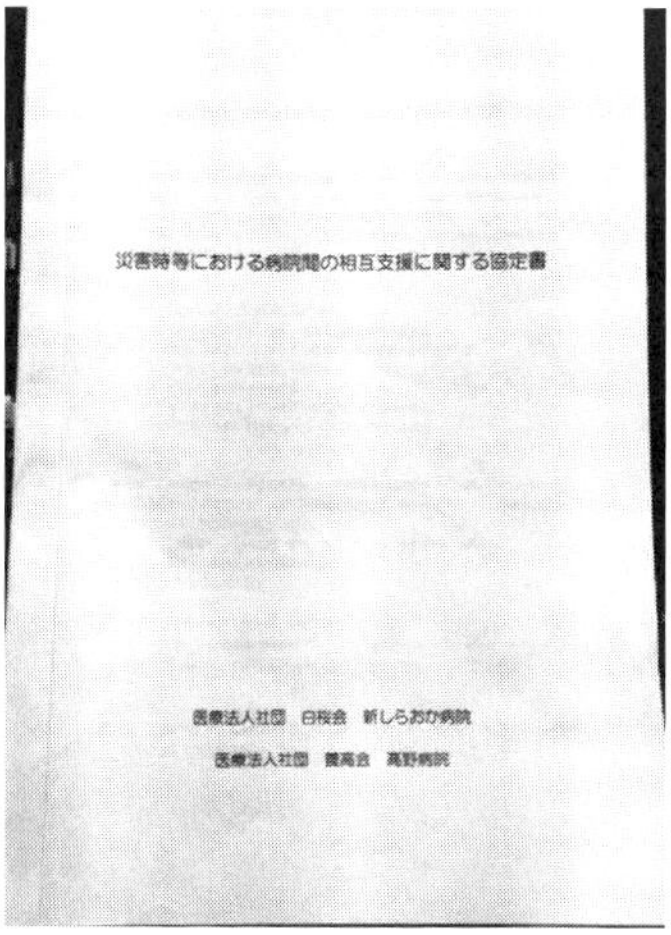
災害時等における病院間の相互支援に関する協定書

医療法人社団　白桜会　新しらおか病院

医療法人社団　養高会　高野病院

新しらおか病院との協定書

協定の報告をブログに明るく書いているが、すべてが順調なわけではない。協定は、内科系の患者が避難した茨城県内の病院とも結ぼうとしたが、ダメだった。原発三十キロ圏で病院を経営するのは、心理的にも経済的にも大きな負担になることが分かる。

災害時等における病院間の相互支援に関する協定書

2013年7月24日（水）

おはようございます、じむちょーです。
まだ都会にいるじむちょー、
そろそろ広野町の北迫川の幻が見えてきています。
でも今日はとっても大事な日!!
苦節2年数カ月……
民間病院は自分たちで避難先を見つけなさいと……
災害対策本部もそれどころじゃないと言われた
平成23年の5月から……
原発からの距離を変えることができない
高野病院は……
せっせ、せっせと自分達でできることを
少しずつ整備してまいりました。
マニュアルも作った……バスも寄贈していただいた……

後は……どこにどう避難するか……
それだけが課題でした。
本日……埼玉の新しらおか病院と
「災害時等における病院間の相互支援に関する協定」
を締結させていただくことになりました!!
本日13時!!
また一歩進めます。
絵にかいた餅と言われる方もいるかもしれません
でも、私たち原発から30キロ圏内の病院は
患者さんはもとよりスタッフの命を守る義務があります
何もない……0よりは0・1のほうがよいと思って進むしかない
そんな区域です。
この協定が、実行されることがないようにと
心から祈ります。
そして、私たちだけではなく、他の病院にも
輪が広がることを願います。

協定は結んで終わりではありません、
もっと良い形に進化させるためにも
皆さんのお力をお貸しいただきたいと思います。
どうぞよろしくお願いいたします。

あとがき

汎彼柏舟
亦汎其流
耿耿不寐
如有隠憂
微我無酒
以敖以遊

はじめに、詩経國風《しきょうこくふう》、邶風《ていふう》の一編「柏舟」（吉川幸次郎訳　岩波書店刊）を引用します。

「ただよいゆく柏の舟が、流れの上をただよってゆく。（そのようによるべない私は）もじもじと寝もやらず、いたましい憂いをいだいている。心をゆかいにしてくれる酒が、わたしにないわけではないけれど」これが、昔から、特に今の私の心境です。

さて、今は既に風化しかかっているあの災害の中、私共が何をしたのか、更に、災害の影響が徐々に強まっていると感じられる現在、今後どの様に対応していくかは、まだまだ考えの及ばざるところが多いのが現状です。

規模の大小は問わず、施設管理者としての私が、語るべきことは、多々ありますが、省略致しまして、無名の臨床医が続けてきた地域医療を、何とか存続させてくれた、事務長、各スタッフの努力と、それを詳しく掘り起してくれた著者に、謝意を表し、後記とします。

高野病院　院長　高野英男

高野病院概要

（二〇一一年三月十一日現在）

法人・病院等の規模

平成23年3月11日現在

1　医療法人社団　養高会

（1）所在地　福島県双葉郡広野町
大字下北迫字東町２１４番地
電話　０２４０−２７−２９０１
ＦＡＸ　０２４０−２７−２２８６

（2）役員及び監事
理事長　高野　英男
理　事　６名
監　事　１名

（4）事業の内容
高野病院の運営

高野病院
所在地　〒９７０−０４０２
福島県双葉郡広野町
大字下北迫字東町２１４番地
電話　０２４０−２７−２９０１
ＦＡＸ　０２４０−２７−２２８６
病院長　高野　英男
診療科目　精神科、神経内科、内科、消化器内科
病床数　１１８床
（療養病棟65床
精神療養病棟53床）
職員数　90名
内訳：医師９名
看護職員33名・看護補助27名
作業療養士１名・理学療法士１名
管理栄養士２名・薬剤師１名、
精神保健福祉士１名
事務他15名

高野病院沿革

開業

昭和55年9月、いわき市に隣接する双葉郡広野町に、来るべき高齢化社会を予測し、地域医療充実を目指して内科77床、精神科64床の計141床の個人病院として開設いたしました。当時の広野町は、同年4月に広野火力発電所一号機の営業運転を開始したばかりで、主だった施設はなく、のどかな山と海に囲まれた自然豊かな町でした。当時は南限いわき市、北限では原町市・相馬市（現南相馬市）などに中核的医療施設が密集しており、その間には双葉郡大熊町に県立大野病院、双葉町に双葉厚生病院があるのみで、広野町周辺は医療施設周密地域のはざまであり、患者並びに家族は遠距離通院及び入院などを強いられ、時間的・経済的に過重な負担を負っておりました。これらの軽減をはかり、都市集中型の医療の種々なる矛盾を排し、真の地域医療を行うために、地域のかかりつけ医療機関として機能すべく診療を開始しました。

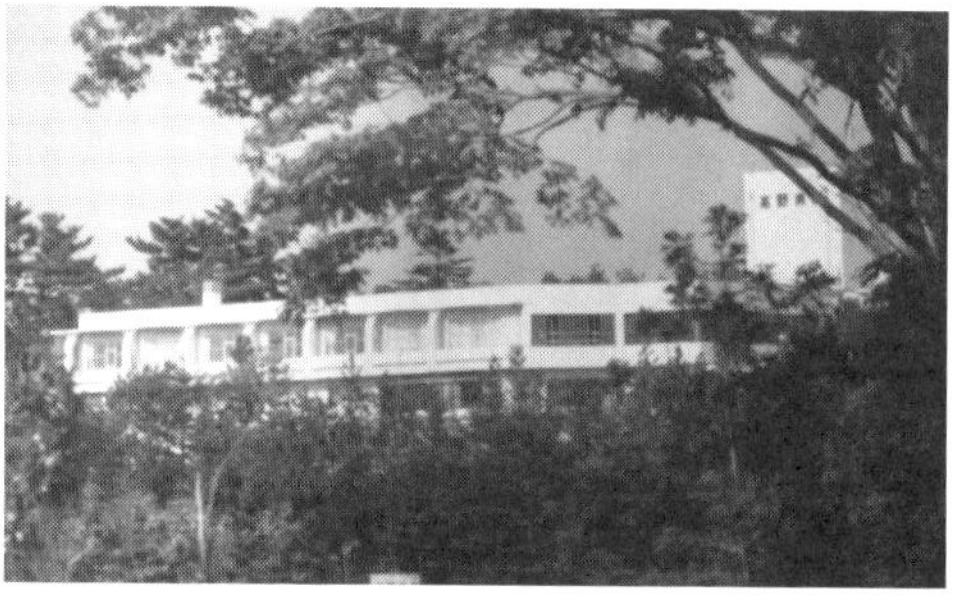

開設当時の外観

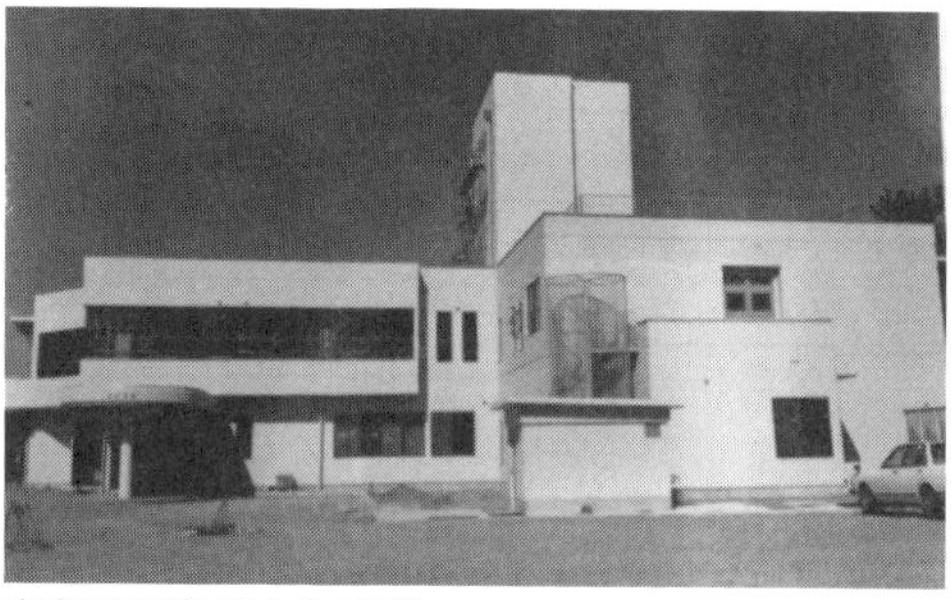

完成間近の正面からの写真

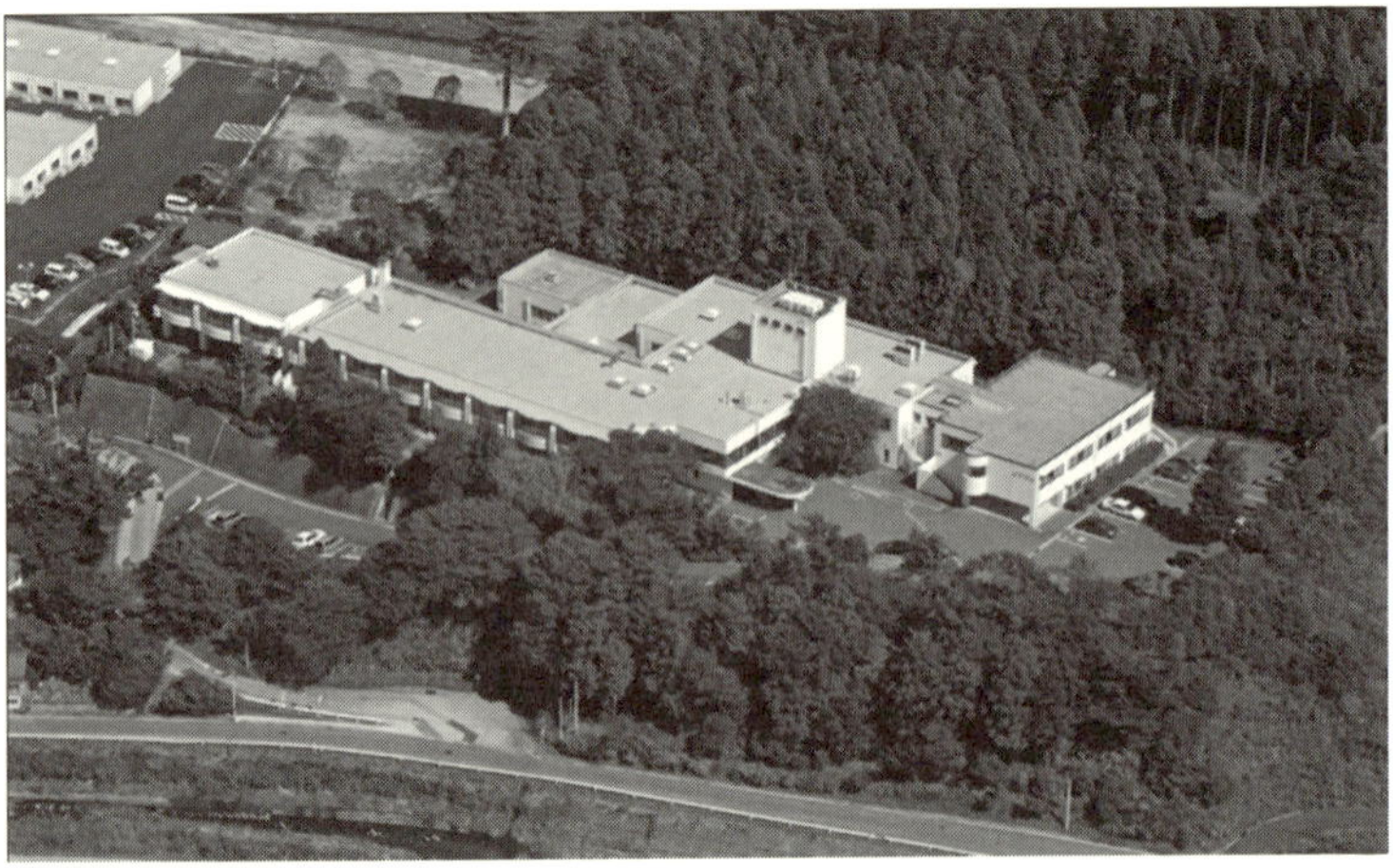

平成 23 年の外観

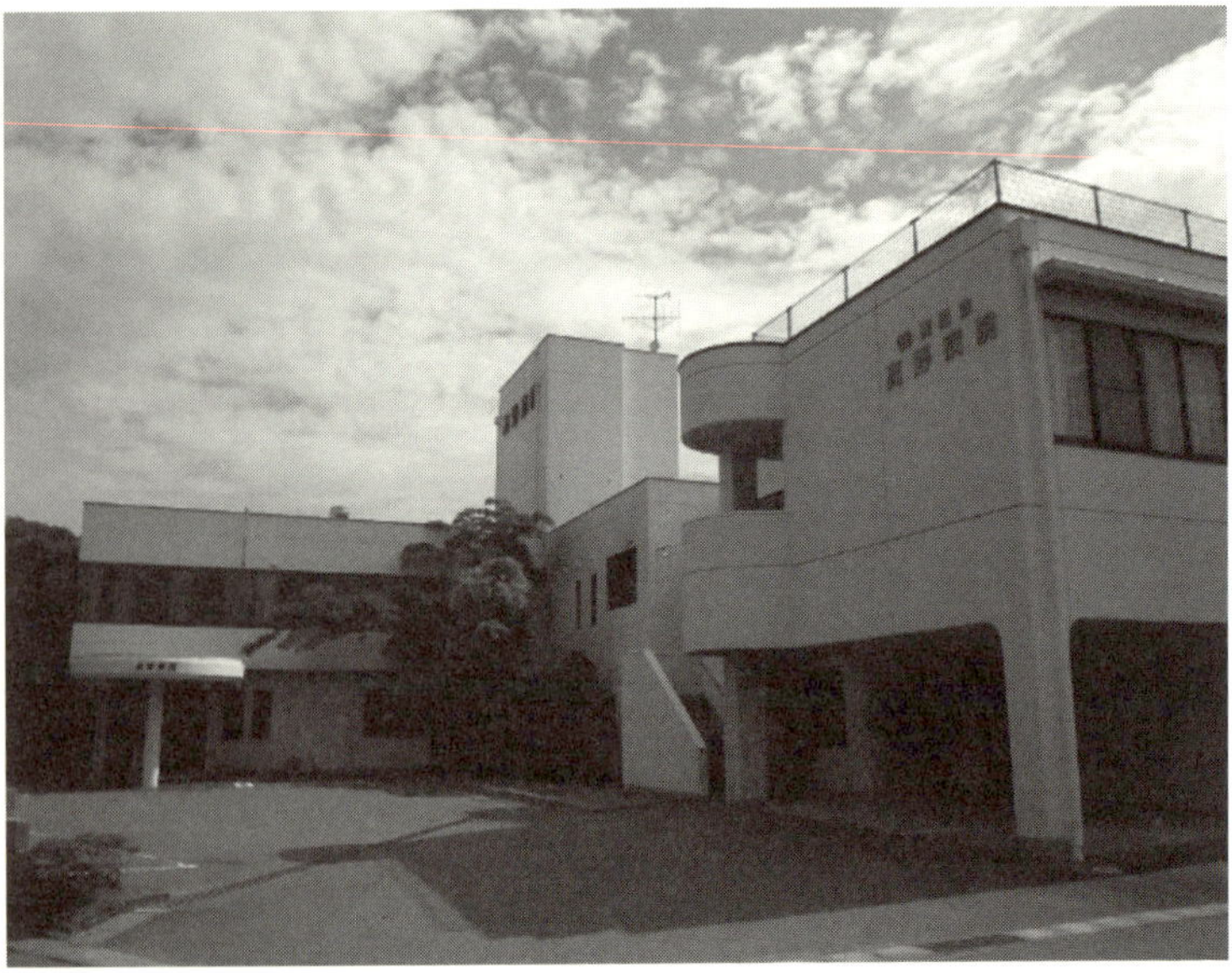

平成 23 年の外観

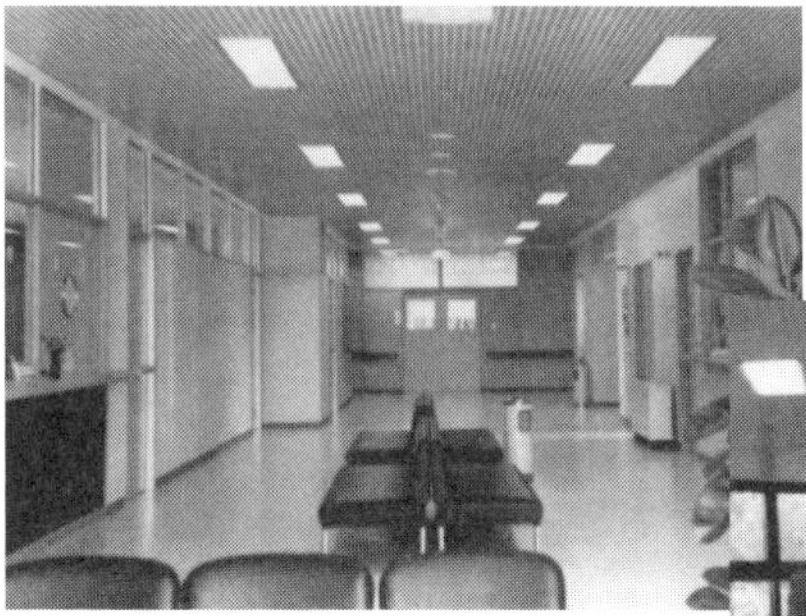

待合室　昭和 55 年

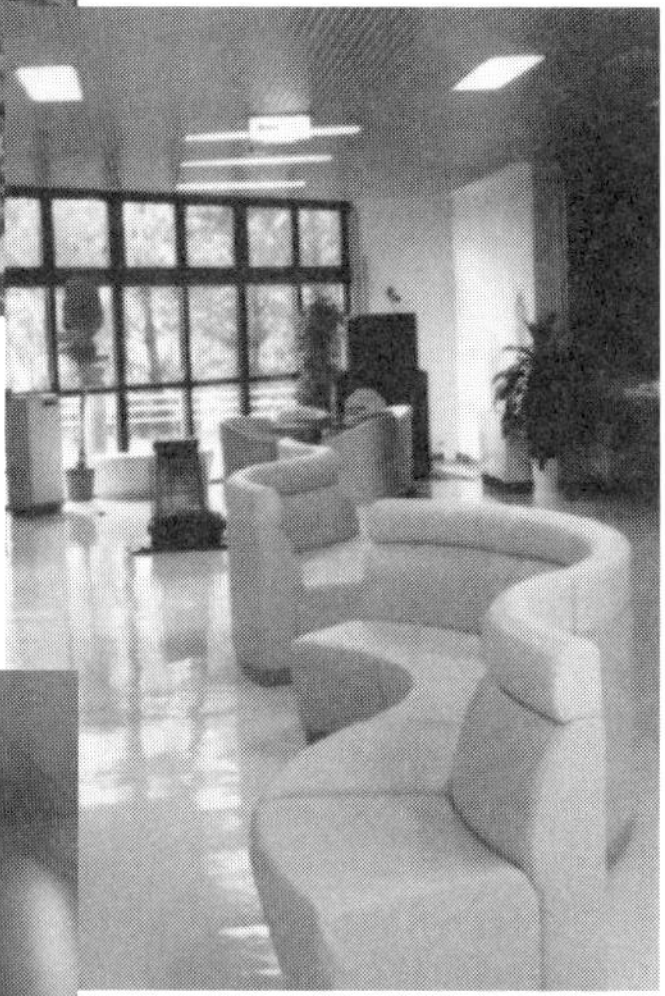

平成 23 年

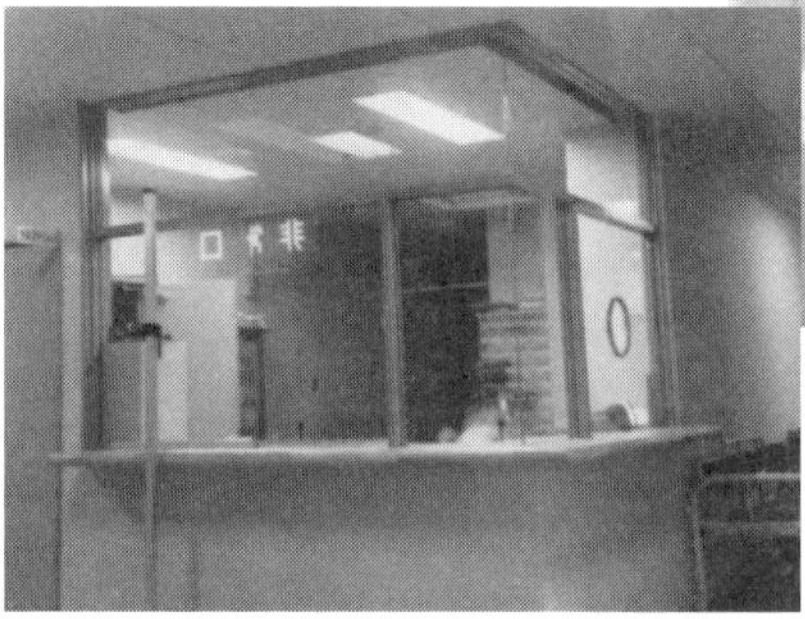

ナースステーション 2 階　昭和 55 年

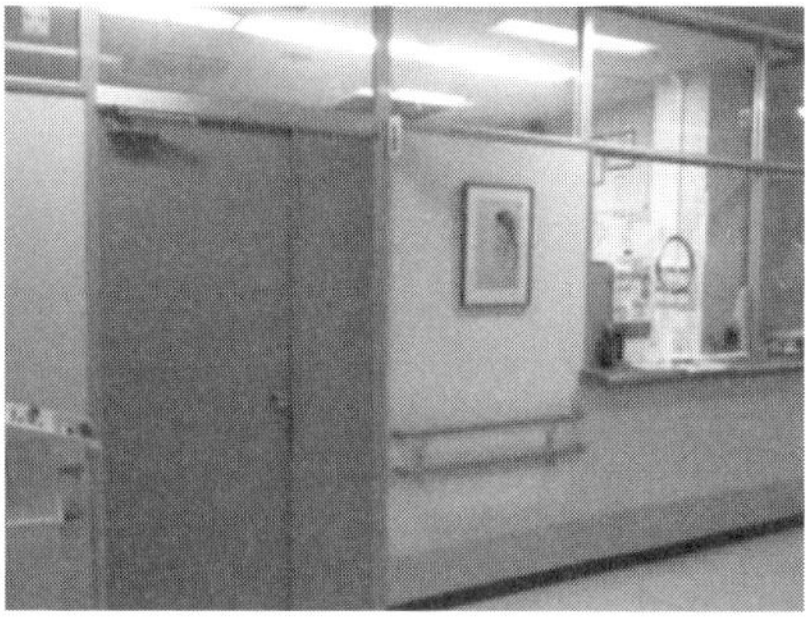

1 階　平成 23 年

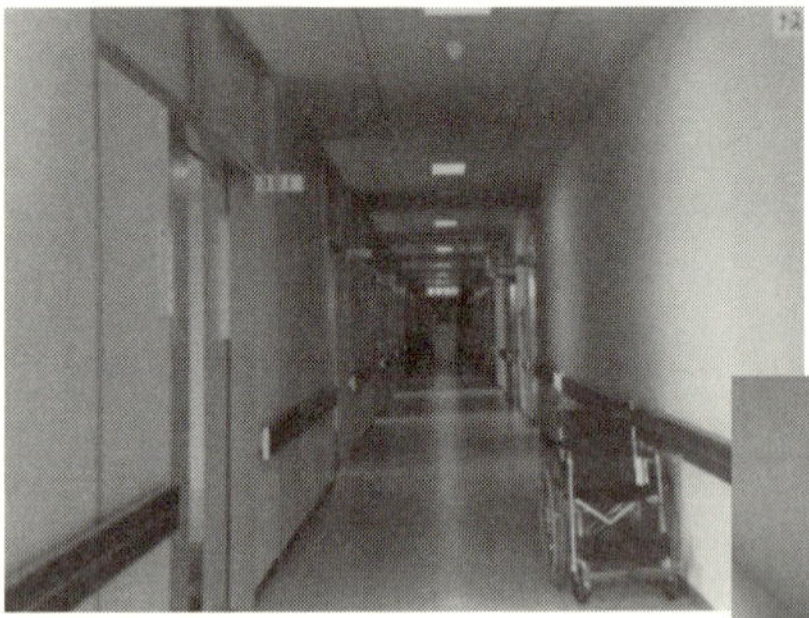

2 階廊下　昭和 55 年

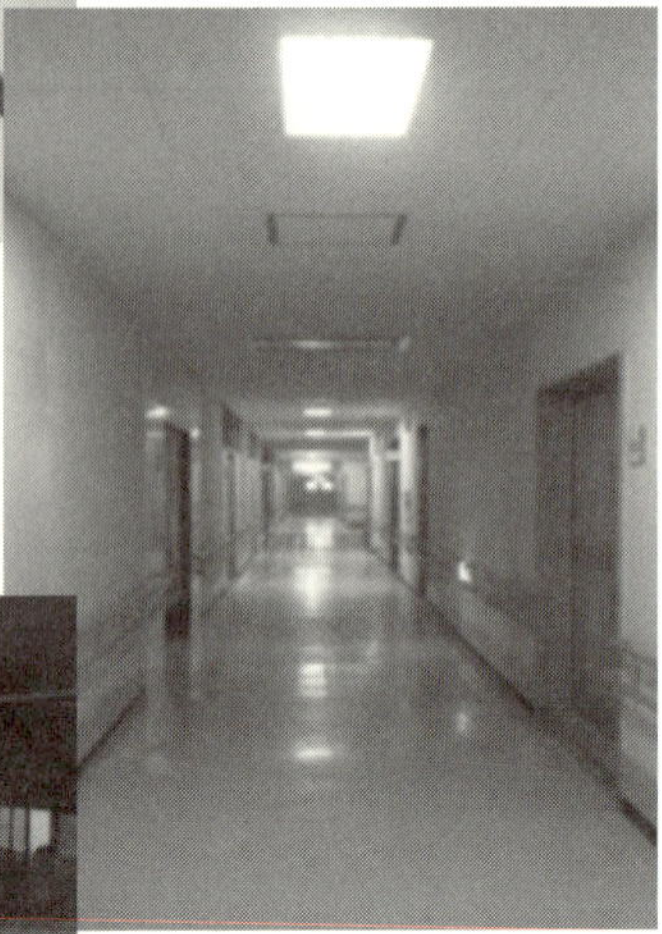

平成 23 年

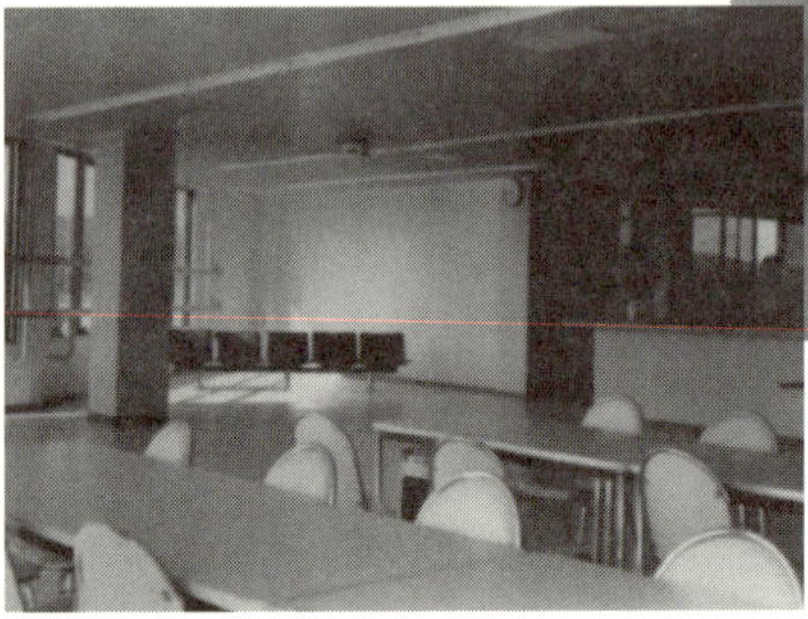

精神科デイルーム　昭和 55 年

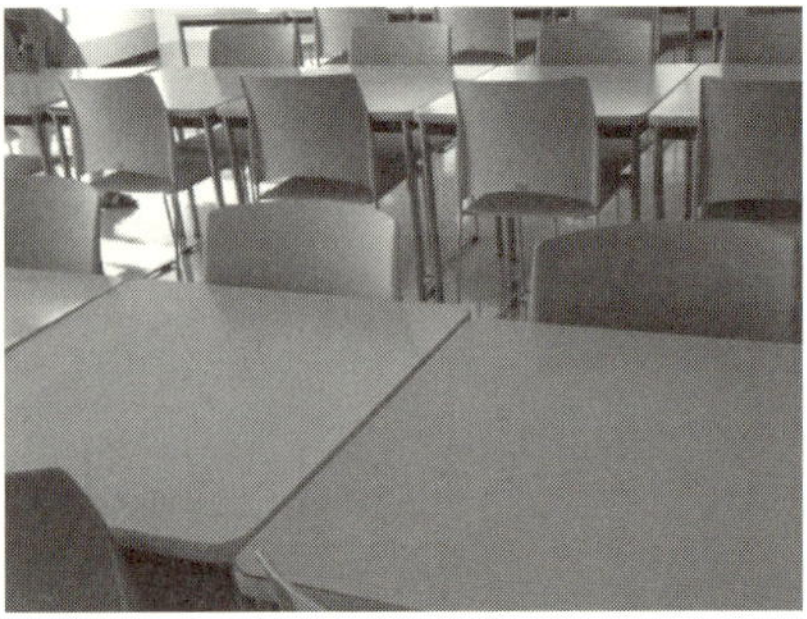

平成 23 年

医療環境と診療圏

広野町は面積58・39㎢、開設当時の人口は、5335人で、交通手段としては、常磐線広野駅、国道6号線、県道35号線での移動が主要でありました。診療圏はいわき市、広野町、楢葉町、富岡町に均等に分布し、入院施設を持つ医療機関としての需要は見込まれていました。

❖開設当時の市町の人口
富岡町　1万4944人　楢葉町　8366人
いわき市　34万2074人

しかし、交通の便、周囲の教育機関等の環境からも専門職の雇用は当初から難航し、開設当時は院長高野英男が勤務医時代から教育した医療、検査、給食のスタッフと、数名の地元採用の介護スタッフ計36名（看護職10名、看護助手3名他）でスタートしました。開設日は1名の入院、開設月には14名の入院がありました。

当時求人誌等は地方にはなく、口コミ、職安紹介、新聞に個人で折り込みを入れるなどの方法での求人でしたが、浜通り地区に看護学校の数および定員が少ないこともあり、人員の確保には相当の労力を要しました。また、賃金面でも、当地域まで来てもらうために、いわき圏や双葉圏よりも高い賃金設定、福祉厚生の充実、送迎バスを走らせる、看護学校への学費を出して自院で養成するなど、人件費にかける費用、毎月の求人広告等にかける費用は当初から経営に大きな負担でありました。看護学校へ進学させても、資格取得後他の病院へ移ってしまうなどのケースもあり、年間採用数が0という年も続き、他地域から比べて、人材の確保は現在でも難しい地域であります。医師の採用に関しても、同様に福島県は教育施設が整っていないため、学生の他県への流失が問題となっている地域でもあります。

入院患者数は、翌年には94名に増加し、その後は順調に増え、5年後には常に満床の状態となりました。診療圏からの入院患者も予測通り8割を超えるまでとなりました。

法人の設立と変遷

しかし、入院患者さんの高齢化は当初の予測を超える速さで進んでいきました。それに対応するためのスタッフ数の確保、組織を作り、医療の質の向上に15年の月日を要しましたが、平成7年に法人としての体制を整えることができ、医療法人社団養高会を設立いたしました。

労働環境の改善、患者の食事の充実をはかるために、平成4年、厨房施設の増改築を約3千8百万円で行いました。

その後医療界における、医療環境の変化は著しく、2年ごとの国策による診療報酬の改定に伴い収益は圧迫されました。平成12年6月には内科病棟を療養病棟に整備するために約1億8千8百万円の費用を要し、増改築を行いました。更に平成10年医療法の改定により、6床室を4床室にすること、1床当たり6.4㎡の延べ床面積を確保することと規定された。病床数は療養病棟2棟で65床に減少となりました。同様に精神科病棟も精神療養病棟に整備するため平成15年3月に約1億2千万円の費用を要し、増改築を行い、平成16年病床数を53床とし、病棟を再編成いたしました。

平成18年4月の診療報酬改定時の施設基準の明確化に伴い、各病棟は概ね60床をもって1病棟とするという規定がありましたが、特例で許可をいただき療養病棟1棟65床、精神療養病棟1棟53床を許可病床として現在に至ります。

入院基本料の届出経過

内科病棟

昭和55年9月　内科一般病棟77床
昭和58年3月　内科一般病棟66床（スタッフ不足のため）
昭和59年4月　内科一般病棟75床
平成7年10月　内科一般病棟73床
平成12年7月　療養病棟入院基本料4（1棟65床）
平成15年3月　療養入院基本料1（1棟65床）
平成18年4月　療養病棟入院基本料1（1棟65床）
平成18年7月　療養病棟入院基本料2・8割未満
（1棟65床）
平成21年4月　療養病棟入院基本料1（1棟65床）

精神科病棟

昭和55年9月　精神科一般病棟64床
昭和58年3月　精神科一般病棟36床
（スタッフ不足のため）
昭和59年4月　精神科一般病棟64床
平成7年10月　精神科一般病棟63床（保護室減床）
平成12年1月　精神療養病棟B（1棟63床）
平成14年4月　精神病棟入院基本料7（1棟62床）
（保護室減床）
平成16年7月　精神病棟入院基本料7（1棟53床）
（病棟再編成）
平成16年9月　精神療養病棟入院基本料1

診療科目の届出経過

昭和55年9月　内科・神経科・精神科
昭和58年9月　内科・胃腸科・神経科・精神科
平成21年3月　精神科・神経内科・内科・消化器内科

1階

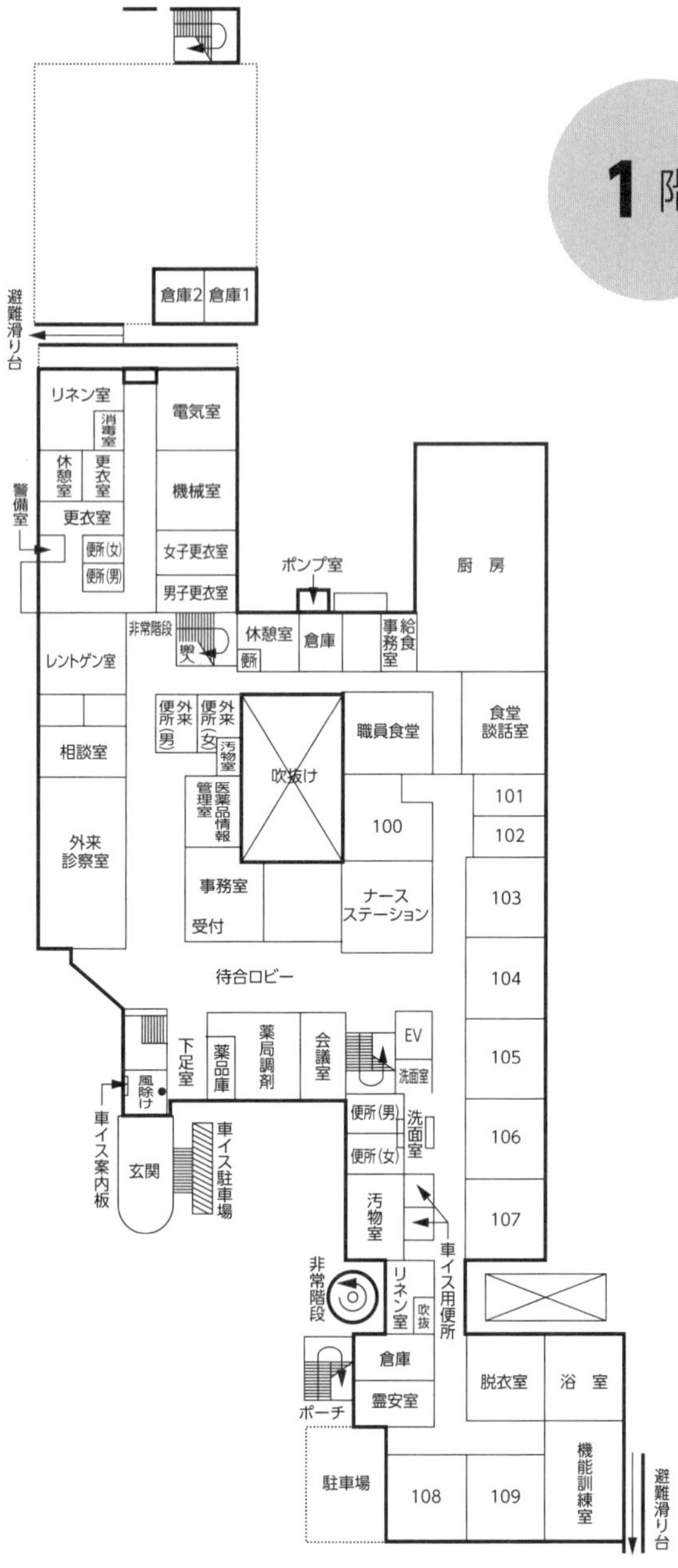
倉庫2
倉庫1
避難滑り台
リネン室
消毒室
電気室
休憩室
更衣室
警備室
更衣室
機械室
便所(女)
便所(男)
女子更衣室
男子更衣室
ポンプ室
厨房
非常階段
搬入
休憩室
便所
倉庫
給食事務室
レントゲン室
外来便所(男)
外来便所(女)
汚物室
吹抜け
職員食堂
食堂談話室
相談室
医薬品情報管理室
100
101
102
外来診察室
事務室
受付
ナースステーション
103
待合ロビー
104
下足室
薬品庫
薬局調剤
会議室
EV
洗面室
105
風除け
車イス案内板
玄関
車イス駐車場
便所(男)
便所(女)
洗面室
106
汚物室
107
車イス用便所
非常階段
リネン室
吹抜
倉庫
霊安室
ポーチ
脱衣室
浴室
駐車場
108
109
機能訓練室
避難滑り台

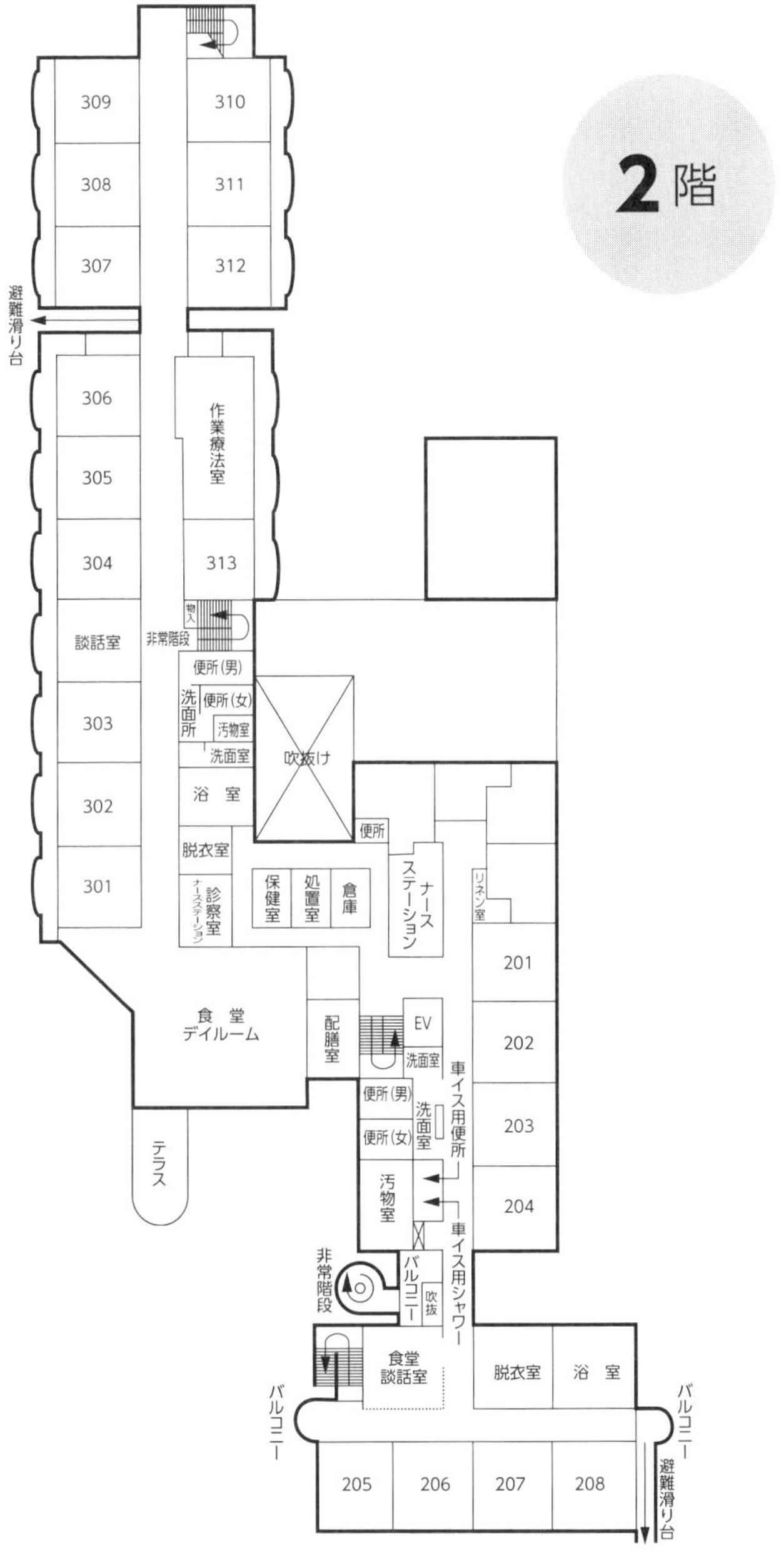
2階
309
310
308
311
307
312
避難滑り台
306
作業療法室
305
304
313
物入
非常階段
談話室
便所(男)
洗面所
便所(女)
汚物室
303
洗面室
吹抜け
浴 室
302
便所
脱衣室
301
保健室
処置室
倉庫
ナースステーション
リネン室
ナースステーション
診察室
201
食 堂
デイルーム
配膳室
EV
202
洗面室
車イス用便所
便所(男)
洗面室
203
便所(女)
テラス
汚物室
204
車イス用シャワー
非常階段
バルコニー
吹抜
食堂
談話室
脱衣室
浴 室
バルコニー
バルコニー
205
206
207
208
避難滑り台

平成22年4月1日現在、東北厚生局許可の施設基準一覧

施設基準	受理番号	算定開始年月日
療養病棟入院基本料1	(療養入院)第317号	平成21年4月1日
療養病棟療養環境加算1	(療養1)第1号	平成18年4月1日
入院時食事療養(I)	(食)第779号	平成18年4月1日
栄養管理実施加算	(栄養管理)第36号	平成18年4月1日
褥瘡患者管理加算	(褥)第131号	平成18年4月1日
マルチスライスCT撮影	(C・M)第116号	平成21年7月1日
精神療養病棟入院料	(精療)第24号	平成16年9月1日
精神科作業療法	(精)第49号	平成20年10月1日
酸素単価	大型ボンベ	0.39円
	小型ボンベ	1.47円

人材確保について

先に述べたように、広野町は人員の確保が常に困難な地域であり、バブル時代を境に職業選択における看護・介護職離れが始まりました。近年では大手介護会社の不祥事によりさらに介護職のなり手が減少していったため、当院として独自の福利厚生を行う必要が出てきました。また看護、介護の質を向上するためにも、人材の教育は不可欠でした。そのため平成11年3月より、介護職員全員に、病院が受講料を全額負担（1人約9万円）し、訪問介護ヘルパー2級を取得させることにしました。取得後は手当として2千円を支給（現在は2千5百円）し、さらにステップアップを希望する職員には、介護福祉士取得のための通信講座費用（約5万円）、国家試験実技免除講習受講（約7万円）を支給し、資格取得後には手当3千5百円支給するとして、職員のモチベーションをあげ、より高い技術を持った職員を育成してきました。

看護師においては、准看護学生の奨学生の受け入れ、看護学校進学時の奨学金の貸与等は開設時から行っておりましたが、准看護学校卒業後、進学を希望する職員には奨学金、無利子の貸付金制度を適用し学業に専念できるような勤務を考慮しました。また、准看護師の経験10年で通信講座等2年の就学を経て国家試験に合格すれば、看護師の資格を取得できる制度が平成18年に開始されてから、毎年1～2名を学費全額病院負担（2年間で約250万～300万）、スクーリングや試験の日は「特休」扱いで勤務を考慮しながら、少しずつ看護師の比率を上げる努力を重ねてきました。

精神療養病棟において、必須である作業療法をおこなうに必要な作業療法士は、当地域では採用が見込めないため、事務部で採用した職員を、病院の負担で学校へ進学してもらいました。途中学校の閉鎖があったため、通常より長い期間がかかり、費用も倍近くかかりましたが（学費他で8百万円以上）、全額病院が負担し、卒業後の準備期間を終え、精神科作業療法の診療報酬が算定できるようになり、ようやく軌道に乗ったところでした。理学療法士は、同様に当地域では採用が見込めず、全国版の求人会社と契約をし、インターネットで広告をだし、昨年採用しました。近隣の病院で、理学療法をおこなっているところがなく、口コミで当院の理学療法の効果が広まってきていたところでした。来期には機能訓練室の面積を拡大し、診療報酬の算定を申請する準備をしていたところでした。

井上能行（いのうえ・よしゆき）

1955 年、大分県生まれ。1977 年、京都大学理学部を卒業、中日新聞社に入社。岐阜総局、高山支局、東海本社を経て 1987 年、東京新聞（中日新聞東京本社）編集局科学部。科学部長、編集局次長などを経て 2012 年 12 月から編集委員として福島に駐在。2015 年 4 月より論説委員。

福島原発22キロ
高野病院奮戦記　がんばってるね！じむちょー

2014年3月28日　初版発行
2015年7月27日　2刷発行

著　者　井上能行
発行者　川瀬真人
発行所　東京新聞
〒100-8505
東京都千代田区内幸町2-1-4
中日新聞東京本社
電話［編集］　03-6910-2521
［営業］　03-6910-2527
FAX　03-3595-4831
印刷・製本　株式会社シナノ パブリッシング プレス

ISBN978-4-8083-0987-9 C0036